# INTRODUCTION

Jusqu'à récemment, les scientifiques travaillaient principalement avec deux types de cellules souches d'animaux et d'humains : les cellules souches embryonnaires et les "somatiques" non embryonnaires. ou cellules souches "adultes". Les scientifiques ont découvert des moyens de dériver des cellules souches embryonnaires à partir d'embryons précoces de souris il y a près de 30 ans, en 1981. L'étude détaillée de la biologie des cellules souches de souris le d à la découverte, en 1998, d'une méthode pour dériver des cellules souches d'embryons humains et grandir les cellules dans le laboratoire. Ces cellules sont appelées cellules souches embryonnaires humaines. Les embryons utilisés dans ces études ont été créés à des fins de reproduction par le biais de procédures de fécondation in vitro. Lorsqu'ils n'étaient plus nécessaires à cette fin, ils ont été donnés pour la recherche avec le consentement éclairé du donneur. En 2006, les chercheurs ont fait une autre percée en identifiant les conditions qui permettraient à certaines cellules adultes spécialisées d'être "reprogrammées" génétiquement pour assumer e un état de type cellule souche. Ce nouveau type de cellule souche est maintenant connu sous le nom de cellules souches induites plutôt (iPSC).

Les cellules souches sont des cellules indifférenciées capables de s'auto-renouveler ou de se différencier en une cellule différenciée. Ils existent dans des zones connues sous le nom de niches biologiques et sont essentiels à la croissance pendant l'enfance et à l'homéostasie à l'âge adulte. Ainsi, la compréhension des processus biologiques qui sous-tendent les cellules a des implications inestimables pour la médecine régénérative, le traitement des maladies et la récupération des blessures. Cet article décrit chaque type de cellule souche, ainsi que certaines découvertes clés et les principales applications des cellules souches en médecine et en médecine. rechercher.

Les gens ont eu des maladies graves ou des blessures possibles qui ont complètement changé leur vie. Qu'il s'agisse de lésions cardiaques, de lésions cérébrales, de paralysie ou de blessures graves. Ces personnes peuvent avoir un moyen de retrouver leur vie grâce aux cellules souches. Les cellules souches peuvent aider à guérir ces personnes blessées et leur redonner la vie. En plus de faire progresser la compréhension d'autres maladies et troubles et même de trouver des remèdes pour ces maladies. C'est pourquoi les gens devraient oublier de penser à l'avortement quand ils pensent aux cellules souches et pensent à leurs avantages. Il existe plusieurs autres types de cellules souches, pas seulement les cellules souches acquises à partir de fœtus.

Jennifer Hickey déclare que « les cellules souches sont à la base de chaque type de cellule dans le corps » (¼). Étant donné que les cellules souches sont la base de toutes les cellules, ces cellules peuvent être implantées dans le corps de quelqu'un qui a une certaine maladie ou un certain trouble. En supposant qu'une personne a la maladie d'Alzheimer, elle perd des cellules cérébrales qui ne peuvent pas être remplacées, à moins que des cellules souches ne soient placées dans son corps. Si des cellules souches ont été implantées dans le cerveau de cette personne, ces cellules souches peuvent devenir des cellules nerveuses et réparer le cerveau. Néanmoins, si les cellules souches des embryons sont cultivées dans le mauvais environnement, elles peuvent causer le cancer.

Ces cellules proviennent de fœtus, c'est pourquoi les cellules souches sont une question si controversée. Afin d'utiliser réellement les cellules embryonnaires, elles doivent être récoltées à partir d'un bébé à naître qui est dans les premiers stades de la vie. Les cellules embryonnaires ont la capacité d'être les 220 types de tissus dans le corps humain. "Cela les rend idéaux pour régénérer les tissus cardiaques malades, réparer les moelles épinières et reconstituer les cellules cérébrales", Elizabeth Svoboda, auteur dans le magazine Popular Science. ine, illustre dans son article sur les cellules souches (60). Les cellules embryonnaires ont des possibilités illimitées dans l'avancement médical. Ces cellules peuvent devenir n'importe quel type de cellule qu'un médecin programme pour qu'elles soient. Avec l'utilisation de cellules souches embryonnaires, les médecins peuvent guérir plusieurs maladies, ainsi que guérir les personnes qui ont subi des blessures, mais la recherche est ralentie par le dilemme éthique d'avorter un

# CHAPITRE UN


QU'EST-CE QUE LA CELLULE SOUCHE?

Les cellules souches sont des cellules biologiques présentes dans tous les organismes multicellulaires, qui peuvent se diviser (par la mitose) et se différencier en divers types de cellules spécialisées et peuvent s'auto-renouveler pour produire plus de cellules souches. Dans les organismes adultes, les cellules souches et les cellules progénitrices agissent comme un système de réparation pour le corps, reconstituant les tissus adultes. Les cellules souches adultes sont rares et généralement peu nombreuses, mais peuvent être trouvées dans un certain nombre de tissus, y compris le sang du cordon ombilical. La moelle osseuse s'est avérée être l'une des riches sources de cellules souches adultes qui ont été utilisées dans le traitement de plusieurs affections, notamment les lésions de la moelle épinière, les cirrhoses du foie. c'est-à-dire l'ischémie chronique des membres et l'insuffisance cardiaque en phase terminale.

Cellule souche, une cellule indifférenciée qui peut se diviser pour produire des cellules génitrices qui continuent comme des cellules souches et certaines cellules qui sont destinées à se différencier (devenir des réalisé). Les cellules souches sont une source permanente de cellules différenciées qui composent les tissus et les organes des animaux et des plantes. Les cellules souches suscitent un grand intérêt car elles ont un potentiel dans le développement de thérapies pour remplacer les cellules défectueuses ou endommagées. om une variété de troubles et de blessures, tels que la maladie de Parkinson, les maladies cardiaques et le diabète. Il existe deux principaux types de cellules souches : les cellules souches embryonnaires et les cellules souches adultes, également appelées cellules souches tissulaires.

### Cellules souches embryonnaires

Les cellules souches embryonnaires (souvent appelées cellules ES) sont des cellules souches dérivées de la masse cellulaire interne d'un embryon de mammifère à un stade très précoce de développement, lorsqu'il est composé d'une sphère creuse de cellules en division (une blastocyste). Les cellules souches embryonnaires d'embryons humains et d'embryons de certaines autres espèces de mammifères peuvent être cultivées en culture tissulaire.

### Cellules souches embryonnaires de souris

Les cellules souches embryonnaires les plus étudiées sont les cellules souches embryonnaires de souris, qui ont été signalées pour la première fois en 1981. Ce type de cellule souche peut être cultivé indéfiniment en présence du facteur inhibiteur de la leucémie (LIF), une glycoprotéine cytokine. Si des cellules souches embryonnaires de souris cultivées sont injectées dans un embryon de souris précoce au stade blastique, elles s'intégreront à l'embryon et produiront cellules qui se différencient en la plupart ou en tous les types de tissus qui se développent par la suite. Cette capacité à reproduire les embryons de souris est la caractéristique clé des cellules souches embryonnaires, et à cause de cela, elles sont considérées comme étant plus nombreuses. souvent, c'est-à-dire capable de donner naissance à n'importe quel type de cellule de l'organisme adulte. Si les cellules souches embryonnaires sont maintenues en culture en l'absence de FRV, elles se différencieront en "corps embryonnaires", qui ressemblent un peu à l'embryon précoce de la souris. est au stade du cylindre d'œuf, avec des cellules souches embryonnaires à l'intérieur d'une couche externe d'endoderme. Si des cellules souches embryonnaires sont greffées dans une souris adulte, elles se développeront en un type de tumeur appelé tératome, qui contient une variété de t types de problèmes.

Les cellules souches embryonnaires de souris sont largement utilisées pour créer des souris génétiquement modifiées. Cela se fait en introduisant de nouveaux gènes dans des cellules souches embryonnaires en culture tissulaire, en sélectionnant la variante génétique particulière qui est souhaitée, et la n insérer les cellules génétiquement modifiées dans des embryons de souris. Les souris "chimères" qui en résultent sont composées en partie de cellules hôtes et en partie de cellules souches embryonnaires du donneur. Tant que certaines des souris chimériques ont des cellules germinales (sperme ou œufs) qui ont été dérivées des cellules souches embryonnaires, il est possible pour élever une lignée de souris qui ont la même constitution génétique que les cellules souches embryonnaires et donc incorporer le modification génétique qui a été faite in vitro. Cette méthode a été utilisée pour produire des milliers de nouvelles lignées génétiques de souris. Dans de nombreuses lignées génétiques de ce type, des gènes individuels ont été supprimés afin d'étudier leur fonction biologique; dans d'autres, des gènes ont été introduits qui ont les mêmes mutations que celles trouvées dans diverses maladies génétiques humaines. Ces «modèles de souris» pour la maladie humaine sont utilisés dans la recherche pour enquêter à la fois sur la pathologie de la maladie et sur les nouvelles méthodes de traitement.

### Cellules souches embryonnaires humaines

Une vaste expérience des cellules souches embryonnaires de souris a permis aux scientifiques de cultiver des cellules souches embryonnaires humaines à partir d'embryons humains précoces. s, et la première lignée de cellules souches humaines a été créée en 1998. Les cellules souches embryonnaires humaines sont à bien des égards similaires aux cellules souches embryonnaires de souris, mais ils ne nécessitent pas de FRV pour leur entretien. Les cellules souches embryonnaires humaines forment une grande variété de tissus différents in vitro, et elles forment des tératomes lorsqu'elles sont greffées souris ébranlées. On ne sait pas si les cellules peuvent coloniser tous les tissus d'un embryon humain, mais on présume d'après leurs autres propriétés qu'elles sont en effet des cellules pluripotentes, et elles sont donc considérés comme une source possible de cellules différentes pour la thérapie cellulaire - le remplacement du type cellulaire défectueux d'un patient avec des cellules saines. De grandes quantités de cellules, telles que les neurones sécrétant de la dopamine pour le traitement de la maladie de Parkinson et les cellules bêta pancréatiques sécrétant de l'insuline pour le traitement du diabète, pourrait être produit à partir de cellules souches embryonnaires pour la transplantation cellulaire. Les cellules à cette fin n'étaient auparavant disponibles qu'à partir de sources en quantité très limitée, telles que les cellules bêta pancréatiques. d des cadavres de donneurs d'organes humains.

L'utilisation de cellules souches embryonnaires humaines suscite des préoccupations éthiques, car les embryons au stade blastocyste sont détruits lors du processus d'obtention de la tige ells. Les embryons à partir desquels les cellules souches ont été obtenues sont produits par fécondation in vitro, et les personnes qui considèrent que les embryons humains préimplantatoires sont humains Les gens croient généralement qu'un tel travail est moralement mauvais. D'autres l'acceptent parce qu'ils considèrent que les explosions sont simplement des boules de cellules, et les cellules humaines utilisées dans les laboratoires n'ont jamais été acceptées. statut moral ou juridique particulier. De plus, on sait qu'aucune des cellules de la masse cellulaire interne n'est exclusivement destinée à faire partie de l'embryon lui-même - toutes les cellules contribuent une partie ou la totalité de leur progéniture cellulaire au placenta, qui n'a pas non plus été accordée en particulier statut juridique. La divergence des points de vue sur cette question est illustrée par le fait que l'utilisation de cellules souches embryonnaires humaines est autorisée dans certains pays et interdit chez les autres.

En 2009, la Food and Drug Administration des États-Unis a approuvé le premier essai clinique conçu pour tester une thérapie à base de cellules souches embryonnaires humaines, mais l'essai a été interrompu. fin 2011 en raison d'un manque de financement et d'un changement de direction directives commerciales. La thérapie à tester était connue sous le nom de GRNOPC1, qui consistait en des cellules progénitrices (cellules partiellement différenciées) qui, une fois à l'intérieur du corps, ont mûri dans les cellules neurales connues sous le nom d'oligodendrocytes. Les progéniteurs oligodendrocytaires de GRNOPC1 étaient dérivés de cellules souches embryonnaires humaines. La thérapie a été conçue pour la restauration de la fonction nerveuse chez les personnes souffrant de lésions aiguës de la moelle épinière.

### Cellules germinales embryonnaires

Les cellules germinales embryonnaires (EG), dérivées de cellules germinales primordiales trouvées dans la crête gonadique d'un embryon tardif, ont de nombreuses propriétés des cellules souches embryonnaires. Les cellules germinales primordiales dans un embryon se développent en cellules souches qui, chez un adulte, génèrent les gamètes reproducteurs (spermatozoïdes ou œufs). Chez les souris et les humains, il est possible de faire croître des cellules germinales embryonnaires en culture tissulaire avec les facteurs de croissance appropriés, à savoir le LIF et une autre cytokine appelée fibre. facteur de croissance explosif.

### Cellules souches adultes

Certains tissus du corps adulte, tels que l'épiderme de la peau, la muqueuse de l'intestin grêle et la moelle osseuse, subissent un renouvellement cellulaire continu. Ils contiennent des cellules souches, qui persistent indéfiniment, et un nombre beaucoup plus important de "cellules amplificatrices de transit", qui découlent des cellules souches et plongent ide un nombre fini de fois jusqu'à ce qu'ils deviennent différenciés. Les cellules souches existent dans des niches formées par d'autres cellules, qui sécrètent des substances qui maintiennent les cellules souches vivantes et actives. Certains types de tissus, tels que les tissus hépatiques, présentent une division cellulaire minimale ou ne subissent une division cellulaire que lorsqu'ils sont blessés. Dans de tels tissus, il n'y a probablement pas de population particulière de cellules souches, et n'importe quelle cellule peut participer à la régénération des tissus en cas de besoin.

### Cellules souches épithéliales

L'épiderme de la peau contient des couches de cellules

appelées kératinocytes. Seule la couche basale, à côté du derme, contient des cellules qui se divisent. Un certain nombre de ces cellules sont des cellules souches, mais la majorité sont des cellules d'amplification de transit. Les kératinocytes se déplacent lentement vers l'extérieur à travers l'épiderme à mesure qu'ils mûrissent, et ils finissent par mourir et sont éliminés à la surface de la peau. L'épithélium de l'intestin grêle forme des projections appelées villosités, qui sont entrecoupées de petites fosses appelées cryptes. Les cellules qui se divisent sont situées dans les cryptes, les cellules souches se trouvant près de la base de chaque crypte. Les cellules sont continuellement produites dans les cryptes, migrent vers les villosités et finissent par se répandre dans la lumière de l'intestin. Au fur et à mesure qu'ils migrent, ils se différencient en types de cellules caractéristiques de l'épithélium intestinal.

### Moelle osseuse et cellules souches hémato-orétiques

La moelle osseuse contient des cellules appelées cellules souches hématopoïétiques, qui génèrent toutes les cellules du sang et du système immunitaire. Les cellules souches hématogènes se trouvent également en petit nombre dans le sang périphérique et en plus grand nombre dans le sang du cordon ombilical. Dans la moelle osseuse, les cellules souches hématogènes sont ancrées aux ostéoblastes de l'os trabéculaire et aux vaisseaux sanguins. Ils génèrent une idée qui peut devenir de mes proches, ce qui est resté en train de faire, et peut-être que les types de type, en fonction de l'administration.

Le travail avec des animaux expérimentaux a montré que les transplants de cellules souches hémato-orétiques peuvent occasionnellement coloniser d'autres tissus, les cellules transplantées devenant dans les neurones, les cellules musculaires ou l'érythélie. Le degré auquel les cellules souches hématogènes transplantées sont capables de coloniser d'autres tissus est extrêmement faible. Malgré cela, l'utilisation de transplants de cellules souches hématogènes est à l'étude pour des affections telles que les maladies cardiaques ou l'autommage. un trouble. C'est une solution particulièrement attrayante pour les personnes exposées à l'utilisation de cellules souches embryonnaires.

Les greffes de moelle osseuse (également appelées greffes de moelle osseuse) représentent un type de thérapie par cellules souches couramment utilisé. Ils sont utilisés pour permettre aux patients atteints de cancer de survivre à des doses autrement mortelles de radiothérapie ou de chimiothérapie qui détruisent les cellules souches de la moelle osseuse. Pour cette procédure, la propre moelle du patient est récoltée avant le traitement du cancer et est ensuite réinjectée dans le corps après le traitement. Les cellules souches hématotopoïétiques du transplant colonisent la moelle endommagée et finissent par repeupler le sang et le système immunitaire avec des cellules fonctionnelles. Les greffes de moelle osseuse sont également souvent réalisées entre les individus (allogreffe). Dans ce cas, la moelle greffée a un effet antitumoral bénéfique. Les risques associés aux allogreffes de moelle osseuse comprennent le rejet de la greffe par le système immunitaire du patient et la réaction des cellules immunitaires de la greffe contre le les tissus du patient (maladie du greffon contre l'hôte).

De fortes doses de chimiothérapie ou de radiothérapie détruisent non seulement les cellules cancéreuses, mais aussi la moelle osseuse, qui est riche en cellules souches hématopoïétiques. Afin de remplacer la moelle endommagée, les cellules souches sont récoltées à partir du sang ou de la moelle osseuse du patient atteint d'un cancer avant le traitement ; les cellules peuvent également être prélevées sur un donneur génétiquement compatible. Afin d'éliminer les cellules indésirables, telles que les cellules tumorales, de l'échantillon, il est incubé avec des anticorps qui se lient uniquement aux cellules souches. Le fluide qui contient les cellules sélectionnées est réduit en volume et congelé jusqu'à ce que nécessaire. Le liquide est ensuite décongelé, dilué et réinjecté dans le corps du patient. Une fois dans le sang, les cellules souches se rendent dans la moelle osseuse, où elles s'implantent et commencent à produire des cellules saines.

La moelle osseuse est une source de cellules souches mésenchymateuses (parfois appelées cellules stromales de la moelle osseuse ou MSC), qui sont des précurseurs des cellules souches non hématopoïétiques qui ont le potentiel de se différencier en plusieurs types différents de cellules, y compris les cellules qui forment l'os, le muscle, et le tissu conjonctif. Dans les cultures cellulaires, les cellules souches mésenchymateuses dérivées de la moelle osseuse font preuve de prédilection lorsqu'elles sont exposées à des substances qui influencent la différenciation cellulaire . Exploiter ces propriétés pluripotentes est devenu très précieux dans la génération de tissus et d'organes transplantables. En 2008, les scientifiques ont utilisé des cellules souches mésenchymateuses pour concevoir une partie de la trachée qui a été transplantée chez une femme dont les voies respiratoires supérieures avaient été examinées. très endommagé par la tuberculose. Les cellules souches ont été dérivées de la moelle osseuse de la femme, cultivées dans un laboratoire et utilisées pour l'ingénierie tissulaire. Dans le processus d'ingénierie, une trachée de donneur a été dépouillée de ses revêtements cellulaires intérieurs et extérieurs, laissant derrière une trachée "échafaudage" de connexion tissu tif. Les cellules souches dérivées du receveur ont ensuite été utilisées pour reconnaître l'intérieur de l'échafaudage, et les cellules épithéliales normales, également isolées du receveur, ont été utilisé pour reconnaître l'extérieur de la trachée. L'utilisation des propres cellules du receveur pour peupler l'échafaudage de la trachée a empêché le rejet immunitaire et éliminé le besoin d'une thérapie d'immunosuppression. La transplantation, qui a réussi, a été la première du genre.

### Cellules souches neurales

La recherche a montré qu'il y a aussi des cellules souches dans le cerveau. Chez les mammifères, très peu de nouveaux neurones se forment après la naissance, mais certains neurones dans les bulbes olfactifs et dans l'hippocampe se forment continuellement. Ces neurones proviennent de cellules souches neurales, qui peuvent être cultivées in vitro sous la forme de neurosphères, de petits amas de cellules contenant des cellules souches, etc. moi de leur progéniture. Ce type de cellule souche est étudié pour être utilisé dans la thérapie cellulaire pour traiter la maladie de Parkinson et d'autres formes de neurodégénérescence ou de dommages traumatiques au système nerveux central. système.

À la suite d'expériences sur des animaux, y compris celles utilisées pour créer Dolly le mouton, il y a eu beaucoup de discussions sur l'utilisation du noyau de la cellule somatique. ar transfert (SCNT) pour créer des cellules humaines plus nombreuses. Dans SCNT, le noyau d'une cellule somatique (une cellule entièrement différenciée, à l'exclusion des cellules germinales), qui contient la majorité de l'ADN de la cellule (acide désoxyribonucléique), est rem oved et transféré dans un ovule non fécondé qui a eu son propre ADN nucléaire supprimé. L'ovule est cultivé jusqu'à ce qu'il atteigne le stade de blastocyste. La masse cellulaire interne est ensuite retirée de l'œuf et les cellules sont cultivées pour former une lignée de cellules souches embryonnaires (des générations de cellules originaires ng du même groupe de cellules mères). Ces cellules peuvent ensuite être stimulées pour se différencier en différents types de cellules nécessaires à la traduction. Étant donné que ces cellules seraient génétiquement identiques au donneur d'origine, elles pourraient être utilisées pour traiter le donneur sans problème de rejet immunitaire. Les scientifiques ont généré avec succès des cellules souches embryonnaires humaines à partir d'embryons humains SCNT pour la première fois en 2013.

Dolly la brebis a été clonée en utilisant le processus de transfert nucléaire de cellules somatiques (SCNT). Alors que SCNT est utilisé pour le clonage d'animaux, il peut également être utilisé pour générer des cellules souches embryonnaires. Avant l'implantation de l'œuf fécondé dans l'utérus de la mère porteuse, la masse cellulaire interne de l'œuf peut être retirée et les cellules peuvent être cultivées pour forment une lignée de cellules souches embryonnaires (générations de cellules issues du même groupe des cellules mères).

Bien que prometteuse, la génération et l'utilisation de cellules souches embryonnaires dérivées de SCNT sont controversées pour plusieurs raisons. La première est que le SCNT peut nécessiter plus d'une douzaine d'œufs avant qu'un œuf ne produise avec succès des cellules souches embryonnaires. Les œufs humains sont en bref suffisants, et il existe de nombreux problèmes juridiques et éthiques associés au don d'œufs. Il existe également des risques inconnus liés à la transplantation de cellules souches dérivées de SCNT dans l'homme, car le mécanisme par lequel l'œuf non fécondé est capable de reprogrammer le nu l'ADN clair d'une cellule différenciée n'est pas entièrement compris. De plus, le SCNT est couramment utilisé pour produire des clones d'animaux (tels que Dolly). Bien que le clonage d'êtres humains soit actuellement illégal dans le monde entier, l'ovule qui contient l'ADN nucléaire d'une cellule adulte pourrait en théorie être implanté chez une femme. utérus et arriver à terme en tant qu'humain cloné réel. Ainsi, il existe une forte opinion parmi certains groupes quant à l'utilisation de SCNT pour générer des cellules souches embryonnaires humaines.

## Cellules souches pluripotentes induites

En raison des problèmes éthiques et moraux entourant l'utilisation des cellules souches embryonnaires, les scientifiques ont cherché des moyens de reprogrammer les cellules somatiques adultes. Études de fusion cellulaire, dans lesquelles des cellules somatiques adultes différenciées cultivées en culture avec des cellules souches embryonnaires fusionnent avec les cellules souches et des cellules souches embryonnaires acdues comme les propriétés, a conduit à l'idée que des gènes spécifiques pourraient reprogrammer des cellules adultes différenciées. Un avantage de la fusion cellulaire est qu'elle repose sur des cellules souches embryonnaires existantes au lieu d'œufs. Cependant, les cellules fusionnées stimulent une réponse immunitaire lorsqu'elles sont transplantées chez l'homme, ce qui conduit à un rejet de la transplantation. En conséquence, la recherche s'est de plus en plus concentrée sur les gènes et les protéines capables de reprogrammer les cellules adultes en un stade propice. mangé. Afin de faire proliférer les cellules adultes sans les fusionner aux cellules souches embryonnaires, les gènes régulateurs qui induisent la propension doivent être introduits dans le noyau de cellules adultes. Pour ce faire, les cellules adultes sont cultivées en culture cellulaire et des combinaisons spécifiques de gènes régulateurs sont insérées dans des rétrovirus convertir l'ARN [acide ribonucléique] en ADN), qui sont ensuite introduits dans le milieu de culture. Les réceptions de la réalisation de l'ARN de la réalisation des noyaux qui sont de plus en plus, lorsque les gènes sont alors alors que les gènes sont alors de celle-ci en raison de ces ADN. Environ 1 cellule sur 10 000 acquiert les propriétés des cellules souches embryonnaires. Bien que le mécanisme soit encore incertain, il est clair que certains des gènes confèrent aux cellules souches embryonnaires des propriétés au moyen de la régulation. de nombreux autres gènes. Les cellules adultes qui sont ainsi reprogrammées sont connues sous le nom de cellules souches induites (iPS).

Semblables aux cellules souches embryonnaires, les cellules souches induites peuvent être stimulées pour se différencier en quelques cellules qui pourraient en principe être utilisées pour la maladie. traitement spécifique. De plus, la génération de cellules souches induites par les ventes adultes de patients atteints de maladies génétiques peut être utilisée pour de la maladie dans le laboratoru. Par exemple, en 2008, des chercheurs ont isolé des cellules cutanées d'un enfant atteint d'une maladie neurologique héréditaire provoquant une amyotrophie rénale, puis ont reprogrammé ces cellules en cellules souches pluripotentes induites. Les cellules reprogrammées ont conservé le gène de la maladie des cellules adultes et ont été stimulées pour se différencier en motoneurones présentant une insuffisance fonctionnelle associée à une amyotrophie spinale. En redéfinissant la maladie dans le laboratoire, les scientifiques ont pu étudier de près les changements cellulaires qui se sont produits au fur et à mesure que la maladie progressait. De tels modèles permettent non seulement d'améliorer la compréhension par les scientifiques des maladies génétiques, mais également de faciliter le développement de nouvelles stratégies thérapeutiques. est adapté à chaque type de maladie génétique e.

En 2009, des scientifiques ont réussi à générer des cellules rétiniennes humaines reprogrammant des cellules cutanées adultes. Cette avancée a permis une étude détaillée du développement embryonnaire des cellules rétiniennes et a ouvert la voie à la génération de nouvelles thérapies pour ces maladies. La production de cellules rétiniennes à partir de cellules cutanées reprogrammées peut être particulièrement utile dans le traitement de la rétine, qui se caractérise par la la dégénérescence progressive de la rétine, conduisant éventuellement à la cécité nocturne et à d'autres complications de la vision. Bien que les cellules rétiniennes aient également été dérivées de cellules souches embryonnaires humaines, les cellules rétiniennes induites représentent une maladie moins controversée. Les scientifiques ont également exploré la possibilité de combiner la thérapie cellulaire induite avec la thérapie génique, ce qui serait particulièrement intéressant pour les patients atteints de maladies génétiques qui bénéficieraient d'une transduction autologue.

Les chercheurs ont également pu générer des cellules souches pour le traitement de certaines formes de maladies cardiaques grâce au processus de différenciation, dans lequel les cellules cardiaques matures sont stimulées pour redevenir des cellules souches. La première tentative de traduction de la vente de tiges de sardines autologues a été réalisée en 2009, lorsque les médecins ont isolé le tissu cardiaque d'un rat , a sulturé le tissu dans un laboratoire, a stimulé l'identification de la vente, puis a réinfusé les cellules souches cardiaques directement dans le patient. coeur. Une étude similaire portant sur 14 patients ayant subi une chirurgie cardiaque suivie d'une greffe de cellules souches cardiaques a été rapportée en 2011. Plus de trois mois après la greffe de cellules souches, les taux ont augmenté, une amélioration légère mais détestable de la fonction cardiaque.

Les cellules souches pluripotentes induites spécifiques au patient et les cellules différenciées sont très utiles en termes de leur application thérapeutique car il est peu probable qu'ils soient rejetés par le système immunitaire. Cependant, avant que les cellules souches pluripotentes induites puissent être utilisées pour traiter des maladies humaines, les chercheurs doivent trouver un moyen d'introduire le reprogramme actif. ing gènes sans utiliser de rétrovirus, qui peuvent provoquer des maladies telles que la leucémie chez l'homme. Une alternative possible à l'utilisation de rétroviseurs pour transférer les gènes régulateurs dans les noyaux des cellules adultes est l'utilisation de plasmides, qui sont moins tumorigènes que les virus.

En 2021, plusieurs équipes de recherche, travaillant indépendamment, ont généré des structures humaines de type blastique in vitro. Les structures ont été cultivées en utilisant différents types de populations de cellules, y compris les cellules souches embryonnaires humaines, les cellules iPS et les cellules de peau adulte reprogrammées. La percée a fourni un nouveau moyen d'étudier le développement embryonnaire humain et les tout premiers stades de la grossesse.

## QU'EST-CE QUE LES CELLULES SOUCHES ?

Les caractéristiques déterminantes des cellules souches sont qu'elles peuvent se différencier en différents types de cellules au cours de la croissance et du développement. Cela n'a pas seulement des implications au début de la vie, mais également à la suite de blessures où les cellules souches servent de mécanisme de réparation interne par remplacement. terminer les cellules blessées ou mortes. Il y a deux caractéristiques principales de la vente de tiges qui la rendent inappropriée.

### Nature non resaisie

Les cellules souches ne sont pas différentes pour avoir des structures et des fonctions spécifiques. Par exemple, une vente de tiges non spécifiée ne peut pas transporter l'oxygène comme un globule rouge ou le sang croupion comme une cellule cardiaque. Cependant, lorsque nous recevons des signaux corrects, il peut se transformer en différentes formes de cellules spécialisées, comme les cellules musculaires, les cellules sanguines, etc.

### Différenciation rotentielle

Le processus de différenciation permet aux ventes de tiges non spécifiées d'assurer des fonctions et des propriétés spécifiques. Les signaux qui déclenchent cette transition peuvent être intrinsèques (provenant de l'intérieur de la cellule) ou extrinsèques (provenant de l'extérieur de la cellule). Les signaux extrinsèques qui peuvent déclencher cette transition peuvent prendre la forme de signaux mécaniques ou chimiques provenant des ventes voisines.

La différenciation réelle des cellules souches est variable selon les organes. Certains organes, dont l'intestin et la moelle osseuse, subissent régulièrement une division pour réparer et réparer les cellules endommagées. Cependant, dans des organes tels que le pancréas et le cœur, la fréquence de division et de différence des cellules souches est beaucoup plus faible.

## D'OÙ VIENNENT LES CELLULES SOUCHES ?

### Cordon ombilical humain

Le sang de cordon peut être prélevé dans le cordon ombilical d'un bébé après sa naissance et se compose de cellules souches hématopoïétiques et mésenchymateuses. Les cellules souches hématopoïétiques peuvent former des globules rouges et des cellules du système immunitaire, tandis que les cellules souches mésenchymateuses peuvent générer des os, du cartilage et d'autres quelques tissus. Le sang de cordon peut également être collecté et stocké dans des banques de sang de cordon pour une utilisation future.

### Moelle osseuse

La moelle osseuse est un tissu gélatineux mou qui se trouve au centre des os. Les cellules souches mésenchymateuses ont été trouvées pour la première fois dans la moelle osseuse, et c'est toujours la source la plus fréquemment utilisée de cellules souches mésenchymateuses. Par la suite, des cellules souches hématologiques ou sanguines ont également été trouvées dans la moelle, ce qui en fait un candidat attrayant pour la médecine et la thérapie régénératives. fins utiles.

### Adjuser le tissu

Les cellules souches dérivées du tissu adipeux sont des cellules humaines qui ont le potentiel d'auto-renouvellement et de multipotence. Ils peuvent se différencier en adirosutes, chondrosutes, myosutes, osteoblasts et neurosutes, en plus d'autres types de vente. Il a été démontré que ces ventes de tiges avaient des rôles critiques dans les domaines de la reconstruction et de l'ingénierie tissulaire pour développer de nouveaux traitements.

### Liquide amniotique

Le liquide amniotique est le liquide qui entoure l'amnios ou le sac qui englobe le fœtus. La membrane amniotique et le liquide amniotique sont de bonnes sources de cellules souches embryonnaires qui peuvent se multiplier et former n'importe quel type de cellule. Bien que le liquide amniotique et la membrane soient généralement jetés après la naissance, ils sont récemment cryoconservés ou congelés pour une utilisation thérapeutique future.

## TYPES DE CELLULES SOUCHES

### Cellules souches adultes (ASC)

Les ASC sont des cellules indifférentes qui vivent dans des tissus spécifiques et différents de notre corps qui peuvent se renouveler ou générer de nouvelles cellules. Il peut reconstituer les tissus morts ou endommagés. Vous pouvez également voir le terme «cellule souche somatique» utilisé pour désigner les cellules souches adultes. Le terme « somatique » fait référence aux cellules non reproductrices du corps (œufs ou sperme). Les ASC sont généralement rares dans les tissus natifs qui les ont rendus difficiles à étudier et à extraire à des fins de recherche.

Résidant dans la plupart des tissus du corps humain, des populations discrètes d'ASC génèrent des cellules pour remplacer celles qui sont perdues lors d'une réparation normale, d'une maladie ou d'une blessure. Les ASC se trouvent tout au long de la vie dans des tissus tels que le cordon ombilical, le placenta, la moelle osseuse, les muscles, le cerveau, les tissus adipeux, la peau, les intestins, etc. réextrait et utilisé pour la production de sang en 1948. Cette procédure a été étendue en 1968 lorsque les premières cellules de moelle osseuse adultes ont été utilisées dans les thérapies cliniques pour les maladies du sang.

Les études prouvant la spécificité du développement des ASC sont controversées ; certains montrant que les ASC ne peuvent générer que les types de cellules de leur tissu résident alors que d'autres ont montré que les ASC peuvent être capables de générer d'autres types de tissus que ceux dans lesquels ils résident. est nécessaire pour confirmer le litige.

**Types de cellules souches adultes**

- Cellules souches hématoïques (cellules souches sanguines)
- Cellules souches mésenchymateuses
- Cellules souches neurales
- Cellules souches épithéliales
- Cellules souches cutanées

**Cellules souches embryonnaires (CSE)**

Au cours des jours 3 à 5 suivant la fécondation et avant l'implantation, l'embryon (à ce stade, appelé blastocyste), contient une masse cellulaire interne capable de générer toute la tissus cellulaires qui font de vous le corps humain. . Les ESC sont dérivés de la masse cellulaire interne d'un embryon qui a été fertilisé in vitro et donné à des fins de recherche après un examen éclairé envoyé. Les CSE ne sont pas dérivés d'œufs fécondés dans le corps d'une femme.

Ces cellules souches prédominantes ont le potentiel de

devenir presque n'importe quelle cellule et ne se trouvent que pendant les premières étapes du développement. Les scientifiques sont là pour comprendre comment ces cellules se différencient au cours du développement. Au fur et à mesure que nous commençons à comprendre ces processus de développement, nous pourrons peut-être les appliquer aux cellules souches cultivées in vitro et à la régénération rotentielle des cellules telles que les cellules nerveuses. , peau, intestin, foie, etc. pour la transplantation.

### Cellules souches pluripotentes induites (CSP)

Les cellules souches induites sont des cellules souches créées en laboratoire, un juste milieu entre les cellules souches adultes et les cellules souches embryonnaires. Les iPSC sont créés par l'introduction de gènes embryonnaires dans une cellule somatique (une cellule de la peau par exemple) qui la font revenir à un état "semblable à une cellule souche". Ces cellules, comme les CSE, sont considérées comme pluripotentes Découvert en 2007, cette méthode de reprogrammation génétique pour créer des cellules embryonnaires comme l et a besoin de beaucoup plus d'années de recherche avant de l'utiliser dans les thérapies cliniques.

## POURQUOI LES CELLULES SOUCHES SONT-ELLES IMPORTANTES ?

Les cellules souches sont importantes pour les organismes vivants pour de nombreuses raisons. Dans l'embryon de 3 à 5 jours, appelé blastocyste, les cellules internes donnent naissance à l'ensemble du corps de l'organisme, y compris tous les nombreux types de cellules et organes spécialisés tels que le cœur, les poumons, la peau, le sperme, œufs et autres tissus. Dans certains tissus adultes, tels que la moelle osseuse, les muscles et le cerveau, des populations discrètes de cellules souches adultes génèrent un remplacement est pour les cellules qui sont perdues à cause de l'usure normale, d'une blessure ou d'une maladie.

Compte tenu de leurs capacités régénératrices excessives, les cellules souches offrent de nouveaux potentiels pour traiter des maladies telles que le diabète et les maladies cardiaques. Cependant, beaucoup de travail reste à faire dans le laboratoire et la clinique pour comprendre comment utiliser ces cellules pour les thérapies cellulaires pour traiter la maladie, ce qui est également r considéré comme un médicament régénérateur ou réparateur.

Les études en laboratoire sur les cellules souches permettent aux scientifiques d'en savoir plus sur les propriétés essentielles des cellules et sur ce qui les différencie des types de cellules spécialisées. Les scientifiques utilisent déjà des cellules souches dans le laboratoire pour dépister de nouveaux médicaments et développer des systèmes modèles pour étudier la croissance normale et identifier les causes des malformations congénitales.

La recherche sur les cellules souches continue de faire progresser les connaissances sur la façon dont un organisme se développe à partir d'une seule cellule et comment les cellules saines remplacent les cellules endommagées ells dans les organismes adultes. La recherche sur les cellules souches est l'un des domaines les plus fascinants de la biologie contemporaine, mais, comme dans de nombreux domaines scientifiques en pleine expansion, la recherche sur les cellules souches des questions intéressantes aussi rapidement qu'elles génèrent de nouvelles découvertes.

## LES MEDECINS PEUVENT-ILS UTILISER LES CELLULES

SOUCHES POUR TRAITER LES PATIENTS ?

Certaines cellules souches, telles que la moelle osseuse adulte ou les cellules souches du sang périphérique, sont utilisées dans des thérapies cliniques depuis plus de 40 ans . D'autres thérapies utilisant des cellules souches incluent le remplacement de la peau à partir de cellules souches adultes récoltées à partir de follicules pileux qui ont été cultivés en culture pour produire des greffes de peau. D'autres essais cliniques sur les lésions/maladies neuronales ont également été menés à l'aide de cellules souches neurales. Il y avait des effets secondaires accompagnant ces études et une enquête plus approfondie est justifiée. Bien qu'il y ait beaucoup de recherches à mener à l'avenir, ces études nous donnent de l'espoir pour l'avenir de la thérapeutique avec la recherche sur les cellules souches.

## THÉRAPIES POTENTIELLES UTILISANT DES CELLULES SOUCHES

### Thérapies par cellules souches adultes

La moelle osseuse et les transplants de cellules souches du sang périphérique sont utilisés depuis plus de 40 ans comme thérapie pour les troubles sanguins tels que le leukem et le lymphome, parmi beaucoup d'autres. Les scientifiques ont également montré que les cellules souches résident dans la plupart des tissus du corps et la recherche se poursuit pour apprendre à identifier vous, extrayez et proliférez ces cellules pour une utilisation ultérieure en thérapie. Les scientifiques espèrent trouver des thérapies pour des maladies telles que le diabète de type I et la réparation du muscle cardiaque après une crise cardiaque.

Les scientifiques ont également montré qu'il est possible

de reprogrammer les ASC pour les amener à transmettre (revenir dans un type de cellule différent de celui du tissu résident, il était rempli finition).



Il est possible avec les ESC de traiter certaines maladies à l'avenir. Les scientifiques continuent d'apprendre comment les ESC se différencient et une fois que cette méthode est mieux comprise, l'espoir est d'appliquer les connaissances pour amener les ESC à se différencier dans la cellule de choix qui est nécessaire d pour la thérapie des patients. Les maladies ciblées par la thérapie ESC comprennent le diabète, les lésions de la moelle épinière, la dystrophie musculaire, les maladies cardiaques et la perte de vision/audition.



Les thérapies utilisant les CSP sont passionnantes parce que les cellules somatiques du receveur peuvent être reprogrammées dans un état « ESC like ». Ensuite, des mécanismes pour différencier ces cellules peuvent être appliqués pour générer les cellules dans le besoin. Ceci est attrayant pour les cliniciens car cela évite le problème de l'histocompatibilité et de l'immunosuppression à vie, qui est nécessaire si les transplants utilisent des cellules souches de donneur.

Les cellules IPS imitent la plupart des propriétés ESC en ce sens qu'elles sont des cellules potentielles, mais ne portent pas actuellement le bagage éthique de la recherche et de l'utilisation de l'ESC parce que les cellules IPS n'ont pas été un être manipulé pour faire croître la couche externe d'une cellule embryonnaire nécessaire au développement de la cellule dans un être humain.

AVANTAGES ET INCONVÉNIENTS DE L'UTILISATION

DE DIFFÉRENTES CELLULES SOUCHES

- Les cellules somatiques abondantes du donneur peuvent être utilisées
- Les problèmes d'histocompatibilité avec les transplants du donneur/destinataire peuvent être évités
- Très utile pour le développement de médicaments et les études de développement

| | Cellules souches adultes | Cellules souches embryonnaires | Cellules souches pluripotentes induites |
|---|---|---|---|
| Avantages | • La différenciation trans et la reprogrammation de ces cellules sont possibles mais ne sont pas bien étudiées<br>• Considéré comme moins susceptible d'être | • Peut se maintenir et se développer pendant 1 an ou plus en culture<br>• Protocoles établis pour le maintien en culture<br>• Les ESC sont des cellules pluripotentes qui | • Des cellules somatiques abondantes du donneur peuvent être utilisées<br>• Les problèmes d'histocompatibilité avec les greffes de donneur/receveur peuvent être évités |

| | | | |
|---|---|---|---|
| | rejeté s'il est utilisé dans les greffes<br>• Le succès a déjà été démontré dans diverses applications cliniques | peuvent générer la plupart des types de cellules<br>• En étudiant les CES, on peut en apprendre davantage sur le processus de développement | • Très utile pour le développement de médicaments et les études de développement<br>• Les informations tirées du processus de "reprogrammation" peuvent être transférables pour des thérapies in vivo afin de reprogrammer des cellules/tissus endommagés ou malades |
| Les inconvénients | • Les limites | • Le process | • Les méthode |

| | | | |
|---|---|---|---|
| | de la capacité des ASC à se différencier sont encore incertaines ; actuellement considéré comme multi ou unipotent.<br>• Ne peut pas être cultivé pendant de longues périodes de temps en culture<br>• Généralement un très petit nombre dans | us de génération des lignes ESC est inefficace<br>• Je ne sais pas s'ils seraient rejetés s'ils étaient utilisés dans les greffes.<br>• Les thérapies utilisant les voies ESC sont en grande partie nouvelles et beaucoup plus de recherches et de tests sont | s de reproductibilité et de maintien assurés, car les tissus différenciés ne sont pas certains.<br>• Les virus sont actuellement utilisés pour introduire des gènes embryonnaires et il a été démontré qu'ils causent des cancers dans des études sur la souris. |

| | | | |
|---|---|---|---|
| | chaque tissu, ce qui les rend difficiles à trouver et à purifier<br>• Il n'existe actuellement aucune technologie disponible pour générer de grandes quantités de cellules souches en culture | nécessaires<br>• S'ils sont utilisés directement à partir de la préparation de culture indifférenciée ESC pour les greffes de tissus, ils peuvent provoquer des tumeurs (tératomes) ou le développement d'un cancer | |
| Préoccupations éthiques | • Aucune préoccupation éthique | • Pour acquérir la masse | • Les cellules iPS ont le potentiel |

| | majeure n'a été soulevée | cellulaire interne, l'embryon est détruit<br>• Risque pour les donneuses consentantes | de devenir des embryons si elles sont exposées aux bonnes conditions |
|---|---|---|---|
| | | | |

## TYPES DE CELLULES SOUCHES

### Potentiel des cellules souches

Sur la base de leur potentiel de différenciation, les cellules souches peuvent être classées en quatre types : totipètes, pluripotentes, multipotentes et non cohérentes. ent.

### Cellules totipotentes

Toutes les cellules peuvent se différencier en tous les types de cellules. Par exemple, le zygote formé lors de la fécondation d'un œuf et les premières cellules après la division sont très importants et ont le potentiel se développer dans tous les types de cellules du corps.

### Cellules pluripotentes

Les cellules pluripotentes peuvent se développer en presque tous les types de cellules. Celles-ci comprennent les cellules souches embryonnaires, les cellules dérivées des couches germinales (mésoderme, ectoderme, endoderme) et les cellules formées au début âges de différenciation des cellules souches embryonnaires.

### Cellules multiples, oligotentes et non persistantes

Les cellules multiples peuvent se diviser en cellules

étroitement liées. Par exemple, les cellules souches hématoïques peuvent se développer en globules rouges, en globules blancs et en plaquettes. Les cellules oligopotentes peuvent se développer en quelques types de cellules et inclure des cellules souches lymphoïdes ou myéloïdes, tandis que des cellules non concentrées, telles que les cellules souches musculaires ne peuvent se développer que dans des cellules de leur propre type.

## QU'EST-CE QUE LA LIGNÉE DE CELLULES SOUCHES ?

Les cellules souches subissent généralement deux types de division cellulaire : sommaire et sommaire. En résumé, deux cellules filles identiques avec des propriétés de cellules souches sont générées lors de la division cellulaire. Dans une division sommaire, une cellule souche et une cellule progénitrice sont générées.

Les cellules progénitrices ont un potentiel limité d'auto-renouvellement et après plusieurs cycles de division, donnent naissance à des cellules matures différenciées. Cependant, il est souvent difficile de perdre des cellules souches car les tissus contiennent un grand nombre de plusieurs types de cellules.

L'analyse de la lignée est une méthode utilisée pour résoudre ce problème. Dans cette méthode, une seule cellule est marquée de telle sorte qu'elle marque non seulement la cellule cible, mais également ses cellules filles. Ainsi, le nombre, l'emplacement, le mouvement et la durée de vie d'une cellule souche et de ses cellules filles peuvent être suivis. L'analyse de la lignée des cellules souches aide à découvrir et à identifier les niches de cellules souches qui remplacent les cellules au cours de la vie d'un tissu.

Découvertes marquantes dans l'histoire de la recherche sur les cellules souches

L'une des premières expériences dans ce domaine a été réalisée par Sir John Gordon au cours de son doctorat. en 1962. Il a retiré le noyau d'un embryon de grenouille en développement pendant le stade blastula et l'a injecté dans un ovule dont le noyau a été retiré.

Dans la plupart des cas, l'œuf pourrait se développer en têtards de grenouille, ce qui montre que le noyau de cellules différenciées avait encore le potentiel de se développer en n'importe quelle cellule. Cette étude a formé la base du clonage reproductif qui a conduit à la création de Dolly, la brebis clonée.

### 1996: Dolly le mouton cloné

Une autre découverte majeure a été la culture de cellules souches embryonnaires à partir de blastocystes de souris en 1981. Par la suite, des cellules souches embryonnaires ont également été cultivées. des explosions humaines.

Une découverte historique a été faite lorsque Shinya Yamanaka et ses collègues ont pu induire certaines cellules en cellules souches plus nombreuses en introduisant ng un ensemble de 24 facteurs de transcription. Il a reçu le prix Nobel de médecine pour cette découverte en 2012, avec Sir John Gurdon.

### Problèmes éthiques entourant les cellules souches embryonnaires

Récemment, des cellules autologues induites ont été utilisées pour traiter la dégénérescence maculaire dans des études humaines. Dans une autre étude, l'épiderme a été complètement reconstitué chez un patient atteint d'eridermolysis bullosa. Il y a également eu des progrès dans les organoïdes, des structures tridimensionnelles qui tentent d'imiter la structure et la fonction des organes.

Ces organes peuvent être générés à partir de ventes de tiges, de cellules pluripotentes induites, de biorsu camles, etc., et peuvent être utilisés pour la transplantation de tissus. ons. La suppression des organes a soulevé des questions cruciales sur les droits de propriété, de stockage, de don et de manipulation de ces structures. Bien qu'ils ne soient pas tout à fait matures, la mesure dans laquelle les organoïdes peuvent être autorisés à mûrir doit être discutée.

La «règle des 14 jours» a été établie par la Société internationale de recherche sur les cellules souches (ISSCR), qui stipule que la recherche sur les cellules souches sur les embryons doit être terminée deux semaines après la naissance. Cette fois est en corrélation avec l'émergence de la séquence piquante, le premier cerveau et la structure de la moelle épinière.

Les progrès de l'édition de gènes ont également ouvert plusieurs portes pour un questionnement croisé éthique, où l'ISSCR a ordonné que toutes les étapes de la recherche sur les cellules souches et de la recherche sur l'édition de gènes soient transparent. Récemment, cependant, il y a eu des reportages qui ont affirmé que le premier bébé modifié par le gène avait été fabriqué en Chine, mais cette affirmation doit encore être justifié.

Problèmes techniques associés aux cellules souches induites

Des études montrent que les cellules souches induites ont une plus grande diversité que les cellules souches embryonnaires. Il a été prouvé que cette différence découlait de la mémoire épigénétique, du baskground génétique, de la reprogrammation, etc. Deux études montrent que les ventes présentes dans l'éphémère sont nettement différentes des ventes d'origine et entièrement reprogrammées.

Alors que les cellules pruritentes induites par la main montrent une morrhologu et une expression génique similaires, elles ont également une qualité de différenciation plus faible, un faible taux de croissance, dans la transcription, la méthylation de l'ADN, etc. Ainsi, l'un des facteurs utilisés pour reprogrammer les cellules somatiques, KLF4, peut perturber la neurogenèse des cellules souches pluripotentes induites. Ainsi, une meilleure compréhension de la reprogrammation induite par des facteurs est nécessaire.

## APPLICATIONS CLÉS DES CELLULES SOUCHES

### Thepapeutic buts

À partir de la greffe de moelle osseuse, la thérapie par cellules souches est encore au stade de développement. Des tentatives sont faites pour utiliser les ventes de tiges dans le traitement du diabète, de la maladie de Parkinson, de la maladie de Huntington, de la maladie coeliaque, de la maladie du froid , ets. Cependant, les greffes de moelle osseuse, où des cellules souches sont transplantées à partir de la moelle osseuse, sont une procédure bien établie et connue. Les cellules souches de la moelle osseuse peuvent aider à réguler différentes souches sanguines après radiothérapie.

### Remplacement de la peau

Les cellules souches sont actuellement utilisées pour faire pousser la peau à partir des cheveux épilés d'un patient. Les follicules pileux contiennent des cellules souches de la peau ou des kératinocytes, et ces cellules peuvent être isolées et cultivées pour former une feuille épithéliale. Cette méthode peut aider à réduire le besoin d'utiliser des greffes de peau d'autres personnes, réduisant ainsi les risques de rejet.

### Transplantation de cellules cérébrales

Les cellules souches peuvent être utilisées pour générer de la dopamine, un produit chimique qui manque aux patients souffrant de la maladie de Parkinson. Cependant, dans certains cas, les patients ont développé des effets secondaires, suggérant la présence de niveaux très élevés de dopamine ou de sur-sensibilisation dans cette méthode.

## QU'EST-CE QUE SONT LES CELLULES SOUCHES ?

Je suis sûr que vous avez entendu parler de la recherche sur les cellules souches dans les actualités... à moins que vous n'ayez vécu sous un rocher. Vous souvenez-vous de Christ Reves (Superman) ? Il est tombé d'un cheval et est devenu gravement paralysé. Il s'est frayé un chemin à travers le reste de sa vie en faisant campagne pour la recherche sur les cellules souches. C'est dommage que la recherche n'ait jamais avancé assez loin pour l'aider à récupérer. Mais le jour viendra où les blessures de la moelle épinière pourront être réparées.

Même si les dommages à la colonne vertébrale ne peuvent pas encore être guéris, les cellules souches peuvent vous aider maintenant. Ce que vous ne réalisez peut-être pas, votre corps libère tout le temps des cellules souches adultes. Le problème est que... à mesure que vous vieillissez, votre corps libère de moins en moins de cellules souches. Les cellules souches proviennent de votre moelle osseuse. Ils peuvent également être trouvés en plus petit nombre dans de nombreux organes et tissus, mais pas tous. La chose étonnante est que ces cellules souches adultes ont la capacité de devenir n'importe quel type de cellule. Il peut devenir une cellule cardiaque, une cellule hépatique... quel que soit le type de cellule nécessaire à un moment donné, ces cellules se convertissent et se dirigent directement vers les zones à problèmes du corps, ou simplement vers réapprovisionner les anciennes cellules. Ils peuvent aider à réparer les organes endommagés en cas de besoin.

Les cellules souches adultes sont le système de renouvellement naturel de votre corps. Certains scientifiques pensent que l'augmentation du nombre de cellules souches dans votre corps est la meilleure chose que vous puissiez faire pour atteindre une santé optimale. On a d'abord cru que les cellules souches adultes ne pouvaient créer que des cellules similaires; cependant, de nouvelles preuves indiquent que les cellules souches adultes ont la capacité de devenir n'importe quel type de cellule.

La plupart des dernières nouvelles que vous entendez sur les cellules souches concernent les cellules souches embryonnaires. Ceux-ci proviennent d'embryons âgés de trois à cinq jours. Ces types de cellules souches sont les plus utiles pour réparer les tissus corporels. Vous devez passer par un médecin, et il (ou elle) devra déterminer si la thérapie par cellules souches vous convient. Je parie que cela coûte aussi beaucoup de pâte.

## 5 TYPES DE CELLULES SOUCHES

Au fur et à mesure que vous commencez à en savoir plus sur les cellules souches, l'une des questions les plus courantes à se poser est la suivante : "Quels types de cellules souches existent ?" Il n'y a pas de nombre convenu de types de cellules souches, car on peut classer les cellules souches soit par potentiel de différenciation (ce qu'elles peuvent devenir) ou par origine (d'où ils proviennent). Cet article est dédié à expliquer les cinq types de cellules souches, en fonction du potentiel de différenciation.

### 5 types de cellules souches par différenciation potentielle

Les cinq différents types de cellules souches abordés dans cet article sont :

- Cellules souches totales (ou omnipotentes)
- Cellules souches pluripotentes

- Cellules souches multiples
- Cellules souches oligorotentes
- Cellules souches unipotentes

Toutes les ventes de tiges qui existent peuvent être classées dans l'un des cinq groupes en fonction de leur potentiel de différenciation. Chacun de ces types de cellules souches est expliqué plus en détail ci-dessous.

*Cellules souches totales (ou omnipotentes)*

Ces ventes de tiges sont les plus abondantes qui existent. Ils peuvent se différencier en embryons, ainsi qu'en tissus extra-embryonnaires, tels que le court-circuit, le jaune d'œuf, l'amnione et l'allantoïque. s. Chez les humains et les autres animaux placentaires, ces tissus sont destinés au placenta. La caractéristique la plus importante d'une vente totale est qu'elle peut générer un organisme vivant entièrement fonctionnel.

L'exemple le plus connu d'une cellule très résistante est un œuf fécondé (formé lorsqu'un spermatozoïde et un œuf s'unissent pour former un zygote). C'est à ou autour de quatre jours de post-fécondation que ces cellules commencent à se spécialiser en sont des types de cellules flexibles, mais ne peuvent pas produire un organisme entier.

*Cellules souches plurielles*

Le prochain type de cellule souche le plus puissant est la cellule souche la plus puissante. L'importance de ce type de cellule est qu'elle peut s'auto-renouveler et se différencier en n'importe laquelle des trois couches de germes, qui sont : ectoderme, endoderme et mesoderme . Ces trois couches germinales se différencient davantage pour former tous les tissus et organes d'un être humain. Il existe plusieurs types connus de cellules souches plurivalentes. Parmi les cellules souches pluripotentes naturelles, les cellules souches embryonnaires en sont le meilleur exemple. Les cellules souches embryonnaires sont des cellules indues qui existent dans un embryon à un stade précoce.

Un autre type de cellule souche « fabriquée par l'homme » existe également, qui est la cellule souche induite (cellule iPS). Les cellules IPS ont été produites pour la première fois à partir de cellules de souris en 2006 et de cellules humaines en 2007, et sont des cellules spécifiques aux tissus qui peuvent être reprogrammées pour devenir Fonctionnellement similaire aux cellules souches embryonnaires.

En raison de leur puissante capacité à se différencier dans une grande diversité de tissus et de leur nature non controversée, les cellules souches induites sont bien-convient pour une utilisation en thérapie cellulaire et en médecine régénérative.

*Cellules souches multiples*

Les cellules souches multipotentes sont un type de cellule souche de milieu de gamme, en ce sens qu'elles s'auto-renouvellent et se différencient en une gamme spécifique de types de cellules. Un excellent exemple de ce type de cellule est la cellule souche mésenchymateuse (MSC). Les cellules souches mésenhumales peuvent se différencier en ostéoblastes (un type de cellules osseuses), en muosutes (cellules musculaires), en adirosutes (cellules graisseuses) et en chondrosutes (cellules de sartilage).

Ces types de vente sont assez divers dans leurs caractéristiques, c'est pourquoi les cellules souches méshumales sont classées comme cellules souches multiples.

*Cellules oligorotentes*

Le prochain type de cellules souches, les cellules oligopotentes, sont similaires à la catégorie précédente (cellules souches multiples), mais elles deviennent plus restreintes dans leur capacité à se différencier. Bien que ces cellules puissent s'auto-renouveler et se différencier, elles ne peuvent le faire que dans une mesure limitée. Ils ne peuvent le faire que dans des types de cellules étroitement liés. Un excellent exemple de ce type de cellule est la cellule souche hématoïque (HSC).

Les CSH sont des cellules dérivées du mésoderme qui peuvent se différencier en d'autres cellules sanguines. Plus précisément, les CSH sont des cellules souches oligopotentes qui peuvent se différencier en cellules myéloïdes et lymphoïdes. Les cellules myéloïdes comprennent les basophiles, les cellules dendritiques, les érythrocytes, les érythrocytes, les macrophages, les mégacarytes, les monocytes, les neutrophiles et les plaques, tandis que les cellules lymphoïdes comprennent les cellules B, les cellules T et les cellules tueuses naturelles.

*Cellules souches non persistantes*

Enfin, nous avons les cellules souches non résistantes, qui sont le type de cellule souche le moins puissant et le plus limité. Un exemple de ce type de cellule souche sont les cellules souches musculaires. Bien que les cellules souches musculaires puissent s'auto-renouveler et se différencier, elles ne peuvent le faire que dans un seul type de cellule. Ils sont unidirectionnels dans leur capacité de différenciation.

## CLASSIFICATION DES TYPES DE CELLULES SOUCHES

Le but de ces catégories de cellules souches est d'évaluer la capacité fonctionnelle des cellules souches en fonction de leur pouvoir de différenciation çà. Il est important de noter que chaque catégorie a différentes applications de recherche sur les cellules souches, des applications médicales et des applications de développement de médicaments.

## LES CELLULES SOUCHES SONT-ELLES BONNES OU MAUVAISES ?

Les cellules souches sont des cellules qui peuvent être changées en d'autres types de cellules. Il y a des aspects positifs et négatifs. Ils peuvent aider et mettre en danger la vie des gens. Les cellules souches ont de nombreuses propriétés et utilisations. Il y a un grand débat sur la question de savoir si les cellules souches sont bonnes ou mauvaises. Il existe de nombreuses opinions différentes, mais je vais écrire ce que je pense à ce sujet.

Les propriétés uniques des cellules souches sont qu'elles sont capables de se diviser et de se renouveler pendant longtemps. Cela signifie qu'ils peuvent multiplier autant de fois qu'ils le souhaitent et devenir de nombreux types de cellules différents. Ils sont également soumis à certaines conditions physiologiques et expérimentales. Ils peuvent produire des tissus ou des cellules d'organes du Pacifique avec des fonctions spéciales. Il existe trois catégories de cellules souches. Il y a Totipotent, Pluritent et Multitent. Chacune de ces catégories classe les cellules souches d'une certaine manière. Toutes les cellules peuvent se transformer en tous les types de cellules, les cellules pluripotentes peuvent se transformer en la plupart des types de cellules et les cellules multitentes peuvent se transformer en certaines cellules. oui. Il existe deux principaux types de cellules souches, embryonnaires et adultes. Bien qu'ils soient tous deux des principaux types de cellules souches, ils sont très différents les uns des autres. Les cellules souches embryonnaires peuvent se transformer en tous les types de cellules et les cellules souches adultes ne peuvent se transformer qu'en certains types de cellules. Les cellules souches embryonnaires sont classées comme totales et pluripotentes. Les cellules souches adultes sont classées comme multipotentes.

## POURQUOI TOUTE ATTENTAT AU SUJET DES CELLULES SOUCHES EMBRYONNAIRES ?

Les cellules souches embryonnaires sont cultivées à partir de nouveaux embryons de marque. Les œufs des femmes sont fécondés par le sperme via la fécondation Vitro. Des questions se posent concernant l'ÉTHIQUE impliquant la recherche sur les cellules souches embryonnaires. Le National Institute of Health (NIH) a mis en place des protocoles stricts pour la recherche sur les cellules souches humaines en 2009. Ces directives énoncent les règles définissant les cellules souches embryonnaires s et comment ils peuvent être utilisés à des fins de recherche.

Il y a eu un tollé concernant la paternité planifiée et les bébés avortés avec des liens avec la recherche sur les cellules souches. C'est un sujet politique plutôt désordonné. Les scientifiques recherchent simplement du matériel de recherche tandis que d'autres y voient une violation des droits de l'homme. La nutrition des cellules souches provient de sources végétales, vous pouvez donc garantir qu'elle n'est pas impliquée dans cette situation délicate.

## COMMENT LES CELLULES SOUCHES PEUVENT-ELLES VOUS BÉNÉFICIER ?

Vos cellules deviennent moins efficaces à mesure que vous vieillissez. Le corps humain a quelque chose appelé télomères. Ce sont des parties essentielles des cellules humaines qui déterminent notre vieillissement. Ces précieux télomères commencent à raccourcir avec le temps. Conduisant éventuellement à la mort de la cellule.

Certaines cellules succombent à la maladie tandis que d'autres sont ravagées par des traumatismes ou des conditions environnementales désastreuses (radicaux libres). Cela signifie que votre corps ainsi que le mien cesseront de fonctionner de manière optimale... à moins que nous ne trouvions un moyen de nourrir nos cellules et de combattre les dommages causés par les radicaux libres.

Au fur et à mesure que le corps commence à s'user avec l'âge, vous deviendrez moins actif et cesserez de pratiquer les mêmes activités qu'auparavant. Mais vous pouvez retenir le temps du père pendant un peu plus longtemps en fournissant à votre corps une nutrition adéquate et des cadeaux spéciaux de la nature pour vous garder actif. J'ai 58 ans et ma flexibilité continue de s'améliorer. Je suis toujours actif dans le karaté et le yoga. Je ne suis pas un poulet à ressort, mais je suis loin d'abandonner le jeu. J'utilise la nutrition des cellules souches depuis des années.

Les cellules malades ou endommagées ont la capacité d'envoyer un signal pour obtenir de l'aide. Les cellules souches sortent de votre moelle osseuse et sautent dans votre sang et se dirigent vers ces problèmes. Ils ont la capacité de se transformer en n'importe quelle cellule nécessaire.

## DANS QUELLES CONDITIONS LES CELLULES SOUCHES PEUVENT-ELLES VOUS AIDER ?

Les cellules souches peuvent potentiellement être cultivées pour devenir de nouveaux tissus à utiliser dans la médecine régénérative ou les transplants. La recherche est en cours et des avancées se produisent presque chaque année. Pour les problèmes importants, vous devez vraiment vous fier à la médecine moderne en ce qui concerne ces thérapies. Les problèmes médicaux suivants sont traités avec la thérapie par cellules souches.

- la moelle épinière blesse
- la maladie de Parkinson
- Diabète de type 1
- cancer
- brûle
- coups
- crise cardiaque
- SLA
- La maladie d'Alzheimer
- arthrose

## LA THÉRAPIE PAR CELLULES SOUCHES EMBRYONNAIRES EST-ELLE RISQUÉE ?

Les chercheurs ont développé des méthodes pour que les cellules souches deviennent des types spécifiques de cellules. Par exemple, les cellules de la peau pour les victimes de brûlures. Les taux de croissance ne sont pas toujours faciles à contrôler. C'est toujours un travail en cours. Les cellules souches embryonnaires peuvent également provoquer une réponse immunitaire. Le propre corps du patient peut répondre par une contre-attaque. Il suppose que les envahisseurs étrangers sont là pour causer des dommages au corps et entreprennent d'anéantir les nouvelles cellules injectées dans le corps. Cela se produit également lors de la transplantation d'organes. Le corps accepte généralement les nouvelles cellules ou organes, mais parfois ce n'est pas le cas. C'est quelque chose dont il faut être conscient lorsqu'on opte pour une thérapie par cellules souches ou des greffes d'organes d'ailleurs.

Des greffes de cellules souches réussies arrivent tout le temps. Les médecins infusent des cellules souches saines directement dans la moelle osseuse du patient. Les cellules endommagées pendant la chimiothérapie ou les maladies potentiellement mortelles peuvent être remplacées par des cellules souches. Il peut également être utilisé pour renforcer l'immunité afin de combattre le cancer. Ces types de greffes utilisent des cellules souches adultes ou du sang de cordon ombilical.

## 6 DOMAINES POUR AMÉLIORER VOS CELLULES SOUCHES CIRCULANTES (ET VOTRE SANTÉ)

Les cellules souches de votre corps sont inestimables pour votre santé. Les maladies dégénératives et le vieillissement sont tous deux des manifestations de la diminution du nombre de cellules souches, de la performance des cellules souches et du nombre de celles qui circulent dans votre sang. . Pourquoi? Parce que les cellules souches de notre sang (EPC) sont responsables de la réparation de nos vaisseaux sanguins et de nos veines. Sans eux, notre système circulatoire commence à dépérir, nos blessures prennent plus de temps à guérir et notre santé décline.

Les cellules souches circulantes sont les outils que notre corps utilise pour réparer les tissus endommagés et pour nous garder en bonne santé. Le vieillissement, la génétique et les mauvais choix de vie diminuent notre nombre de cellules souches circulantes. Vous ne pouvez pas arrêter de vieillir et vous ne pouvez pas guérir vos gènes, mais vous pouvez améliorer les deux domaines en agissant avec ce que vous pouvez changer : vos choix de vie.

### Exercer

Adopter un style de vie physiquement actif se traduit par une amélioration marquée et biologique de la muqueuse vasculaire "plus jeune" - cela ne remontera pas le temps, mais si vous avez déjà eu un instructeur de conditionnement physique, un soash ou un professeur d'éducation physique qui vous a dit qu'un exercice "obtient votre ils avaient raison : un mode de vie sédentaire ralentit notre sang et diminue nos cellules souches en circulation, rendant notre sang et notre corps paresseux.

Même sans le temps qu'il faut pour rejoindre un cours de remise en forme, obtenir votre tôt pour vous, ou faire des randonnées le week-end, l'exercice peut toujours être parsemé tout au long de vous vos routines quotidiennes. Si vous devez être à un bureau, alternez entre la position debout et assise, ou utilisez un ballon d'exercice comme chaise.

### Bien manger

Vous êtes ce que vous mangez, dit le dicton, et il est certainement vrai que ce que vous prenez dans votre corps l'affecte et le change. Pour la santé des cellules souches, les catégories les plus importantes sont les protéines à haute teneur en protéines et à faible pression artérielle - des protéines pour développer les muscles et les tissus, et une faible pression sanguine de sorte que votre sang peut couler doucement pour garder vos tissus sains en vie et en croissance. Alors, que devriez-vous manger pour aider à la circulation ?

Les protéines ne proviennent pas seulement de la viande, et en dehors des viandes maigres et des coupes maigres, beaucoup de viande est accompagnée de graisse supplémentaire. Un régime pauvre en glucides et riche en protéines peut être ajouté aux repas que vous appréciez déjà : remplacez la purée de pommes de terre par de la purée de chou-fleur (alors que vous conservez tous vos assaisonnements supplémentaires ); au lieu de pâtes ou de riz, sous forme de haricots ou de tofu ou de duuinoa ; et comme pour le sel? Perdez autant de sel que vous le pouvez !

Comme toujours avec une alimentation saine, les légumes sont importants, et il a été démontré que les légumes à feuilles vertes en particulier augmentent la quantité de cellules souches circulantes dans votre corps. votre corps. Remplacer les glucides par des protéines et des légumes vous construit, et une consommation réduite de sel aide à abaisser la tension artérielle, ce qui vous permet de rester maigre.

### Bien boire aussi

Le fait de la façon dont les comptes ont été ivres pour une raison pour une raison: la tension artérielle à la tension de la tension artérielle à la fin, avec les capillaires sur la part de la part. Ce sont des dommages visibles au système circulatoire qui peuvent être causés par la consommation d'alcool, sans parler de tous les dommages qui restent invisibles. Mais ce ne sont pas seulement les boissons alcoolisées qui peuvent blesser notre corps, il y a des quantités excessives de sucre et de sirop de maïs dans beaucoup de nos boissons, et trop de sucre élève c'est notre tension artérielle (la « ruée vers le sucre » est un joli nom pour un réponse physique) et met en danger notre santé (peut causer l'obésité et contribuer au développement du diabète de type II).

Au lieu de milk-shakes, buvez des jus de fruits et de légumes; au lieu de sodas, passez au thé ; chaque remplacement n'est pas un traitement perdu, c'est une astuce intelligente gagnée et apprise pour préserver votre santé.

### Altitude

Si vous avez déjà escaladé une montagne, vous avez peut-être remarqué que l'air semble plus mince plus haut. D'une certaine manière, c'est: il y a moins d'oxygène à des altitudes plus élevées, et moins vous respirez d'oxygène, moins vous pouvez en utiliser, et cela met un d amper sur votre quantité de cellules souches en circulation. Il est connu sous le nom de "

De même, la pression d'air nécessaire pour maintenir les gens à respirer sur des plans apporte des dangers à la pression artérielle, à la pression des oreilles, à la quantité d'oxygène nécessaire pour vous garder au mieux de votre forme. Plus vous respirez de l'air fin ou recyclé, plus il stresse votre corps et vous avez besoin de cellules souches en circulation pour aider à guérir ces dommages.

Il n'est peut-être pas pratique de se rapprocher du niveau de la mer ou de voyager sans passer beaucoup de temps dans les avions, mais il existe des moyens de remplacer ce bœuf. , revitalisez votre corps - les réservoirs d'oxygène sont pour tous ceux qui ont besoin de plus d'oxygène qu'ils ne le sont obtenir.

### Ne fumez pas

La valeur dans la circulation et dans les cellules souches qui la maintiennent en bonne santé est d'apporter de l'oxygène à toutes les parties de votre corps. Si vous fumez, vous ne respirez pas assez d'oxygène en premier lieu, et toutes les améliorations apportées à votre circulation sanguine n'auront pas beaucoup d'importance si vous prenez le vous prenez.

Nous savons tous que fumer cause des problèmes de santé, mais ce n'est pas seulement à cause des ingrédients dangereux contenus dans les cigarettes produites en masse - les produits chimiques cancérigènes, les métaux toxiques et les gaz toxiques - juste la fumée lui-même endommage vos poumons, noircissant ce qui était une fois rose et en bonne santé, et essentiellement en remplaçant l'oxygène par de la suie. Arrêter de fumer au total augmentera votre espérance de vie et la dualité de la vie que vous gardez, et l'augmentation du nombre de cellules souches en circulation aidera à nettoyer le mal fait aux poumons de la fumée.

### Acupuncture

Aiguiller quelqu'un que vous connaissez signifie que vous l'irritez, mais si vous aiguilletez votre peau et irritez vos mécanismes de guérison, vous gagnez en circulation. Si vous ne pouvez pas du tout gérer les aiguilles, ignorez cette suggestion, mais si vous le pouvez, réfléchissez à ce que fait l'acupuncture d'un point de vue médical. Originaire d'une méthode chinoise traditionnelle pour équilibrer l'énergie spirituelle, l'acupuncture stimule également les analgésiques naturels et la circulation sanguine de votre corps. Non seulement il peut aider à soulager la douleur (de légère à sévère, occasionnelle à chronique), mais il attire votre sang et vos cellules réparatrices à la surface et forme de nouvelles voies de guérison.

Il existe d'innombrables façons d'améliorer votre circulation sanguine, votre santé sanguine et les cellules souches réparatrices contenues dans votre circulation.

## QUAND LA NUTRITION PAR CELLULES SOUCHES EST-ELLE UN CHOIX VIABLE ?

Les nutriles sont plus que les nutriles sont plus que la manière dont vous êtes toujours plus que vous êtes plus adulte. Le corps humain contient entre 50 millions et 200 000 millions de CELLULES SOUCHES dans votre moelle osseuse. Nourrir votre corps de certains composants nutritionnels, c'est comme fournir le bon code pour déverrouiller le coffre-fort afin que vous puissiez libérer ces cellules vitales dans votre circulation sanguine. Les cellules se divisent à l'intérieur de votre moelle et envoient l'autre moitié dans votre circulation sanguine pour faire son travail. Avez-vous déjà remarqué que plus vous êtes jeune, plus vous récupérez rapidement des blessures ou avec quelle rapidité vous récupérez de la grippe ? C'est probablement parce que vous aviez une grande quantité de cellules souches adultes circulant dans tout votre corps. Ils nous ont fait nous sentir si vivants, audacieux et imparables dans notre jeunesse.

Au moment où vous atteignez la soixantaine, vous aurez plus que probablement 90% de cellules souches en moins traversant votre circulation sanguine pour sauver la journée. Il est logique qu'avec une bagatelle de ces chiots autour de vous, vous succombiez plus facilement aux forces de la nature. Cela conduira à une rupture des tissus, des articulations, des muscles et des organes corporels précieux. Une façon d'éviter les frais médicaux trop coûteux est de compléter avec la nutrition des cellules souches. Ça marche. C'est facile à faire... il suffit d'ouvrir la bouche et d'avaler un comprimé. Il est relativement peu coûteux et aide à maintenir le système de renouvellement naturel de votre corps à un niveau élevé.

Je sais que la plupart d'entre nous ne pensent pas beaucoup à la médecine préventive, mais pensez à nos proches vieillissants. Ils veulent que vous soyez dans les parages pendant un certain temps... et vous ressentez la même chose à leur sujet. Ne méritent-ils pas de vivre une vie plus saine et plus productive ? Je sais, cela semble trop simple. Les avantages potentiels sont incroyables à coup sûr. Ce n'est pas sorcier. Le même concept s'applique à fournir à votre corps des antioxydants pour vous aider à renforcer votre immunité. Vous avez juste besoin de nourrir votre corps avec certains ingrédients clés afin qu'ils puissent faire leur magie.

Ci-dessous, j'ai inclus plusieurs sources de Stem Cell Nutrition. J'utilise les produits de cellules souches de JDI Life depuis au moins 8 ans. Je suis toujours actif dans les arts martiaux à l'âge de 58 ans. Je crois que la nutrition est un élément important pour m'aider à récupérer rapidement d'une blessure et de l'usure de l'entraînement. Je n'ai pas souffert d'infections des sinus comme je le faisais avant d'utiliser la nutrition de vente de tiges. J'ai rarement peur du tout et je m'en remets rapidement si je commence à me sentir un peu mal.

Je suis considéré comme un affilié à la fois de JDI International et d'American Dream Nutrition. Ces deux produits proposent des produits exceptionnels et s'imposent un niveau d'éthique élevé. Ils s'assurent que les prix sont abordables pour le consommateur moyen.

## 6 ALIMENTS QUI AIDENT À RÉGÉNÉRER LES CELLULES SOUCHES

Vous vous demandez peut-être ce que sont les cellules souches et pourquoi devrions-nous nous en préoccuper ? Les cellules souches sont des cellules biologiques indifférentes qui peuvent se différencier en cellules spécialisées et peuvent se diviser pour produire plus de cellules souches. Ils sont également appelés cellules de remplacement. Votre corps utilise des cellules souches pour remplacer les cellules endommagées, anciennes ou mourantes. Les cellules souches peuvent devenir n'importe quel type de cellule dont votre corps a besoin. Pensez à la régénération des cellules souches comme une coupure qui guérit d'elle-même, c'est la façon dont notre corps régénère les cellules.

Parce que les cellules souches ont une fonction de régénération, un intérêt croissant pour les cellules souches a commencé pour le simple fait que sans cellules souches saines, notre retard prend un pique du nez à mesure que nous vieillissons. Il n'est pas surprenant que les cellules souches soient vitales pour l'avenir de la médecine anti-âge, mais leurs avantages vont beaucoup, beaucoup plus loin. Des cœurs sains à une belle peau, les cellules souches ont le pouvoir de nous pousser à vieillir en bonne santé et en beauté.

Il existe des moyens naturels de stimuler la production de cellules souches avec les types d'aliments que nous mangeons. Nous devons commencer à considérer la nourriture comme un médicament, car notre alimentation joue un rôle énorme dans les cycles de régénération de notre corps. Incorporer ces aliments dans votre alimentation quotidienne est un bon début pour stimuler la croissance de vos cellules souches.

## 6 ALIMENTS DE RÉGÉNÉRATION CELLULAIRE

- Les myrtilles, les framboises et les mûres contribuent toutes à la formation d'un puissant antioxydant, la suroxyde dismutase (SOD). C'est excellent pour réduire le stress oxydatif, un facteur clé dans le soutien du foie et la prévention des douleurs articulaires. Les baies sont également riches en flavonoïdes qui réduisent l'inflammation et inversent les dommages cellulaires.
- Le brocoli est un légume crucifère riche en

sulfurarhane, un produit chimique qui augmente les enzymes dans le foie, qui neutralise les toxines nocives je respire. Tous les légumes crucifères contiennent une molécule unique appelée indole-3-sarbinol qui réduit les agents inflammatoires dans le sang.

- La racine de gingembre est connue pour calmer les estomacs, mais elle combat également l'inflammation en inhibant les effets de l'acide arachidonique, un facteur nécessaire. t qui déclenche la réponse inflammatoire.

- Noix et graines. Ces collations saines contiennent des graisses et des protéines pour vous garder rassasié plus longtemps et satisfaire vos envies. Les noix sont riches en acide alpha-linolénique qui est un type de graisse oméga-3 anti-inflammatoire. Les graines contiennent des stérols végétaux, également connus pour leurs propriétés anti-inflammatoires.

- Les champignons comme le shitake et le maitake sont riches en polyphénols. Ce sont des nutriments connus pour aider à protéger le foie contre les dommages en les détoxifiant. Garder le foie détoxifié est essentiel pour lutter contre l'inflammation, car c'est là que nous filtrons les toxines et décomposons nos hormones.

- Poissons gras et fruits de mer. Les fruits de mer contiennent еисосарентаеноӣс асід, une puissante anti-inflammatoire de омега-3 fattu acid. Des études montrent que l'huile de poisson est anti-inflammatoire.

Il est très important d'incorporer ces aliments dans votre alimentation quotidienne et aussi de "manger l'arc-en-ciel" de fruits et légumes biologiques afin d'avoir une nutrition complète et une régénération cellulaire continue. N'oubliez pas que si nous considérons la nourriture comme un médicament, nous nous ouvrons à un monde de guérison.

## LES CELLULES SOUCHES ADULTES SONT LES CELLULES MAÎTRESSES DE VOTRE CORPS

Les cellules souches sont des «cellules maîtresses» qui ont la capacité de remplacer toutes les cellules malades, endommagées ou usées. Ils peuvent devenir pratiquement n'importe quel type de cellule dans votre corps - cellules cardiaques, cellules hépatiques, cellules pancréatiques, cellules musculaires, cellules cérébrales... .. même le cellules dans les yeux, les articulations et plus encore. Vos cellules souches adultes sont votre système naturel de renouvellement et de réparation. Ils partent de votre moelle osseuse, voyagent dans tout votre corps pour réparer et renouveler tous vos tissus corporels. Vos propres cellules souches de moelle osseuse peuvent devenir pratiquement n'importe quel tissu du corps.

De nombreuses études scientifiques indiquent que l'augmentation du nombre de cellules souches adultes en circulation est probablement la chose la plus importante que vous puissiez faire pour maintenir une santé optimale. Le New England Journal of Medicine a même rapporté que le nombre d'indicateurs d'un cœur sain est le nombre de cellules souches circulant dans le corps. La nutrition des cellules souches soutient la libération, la livraison et le ciblage des cellules souches adultes. StemEnhance Ultra, PlasmaFlo® et CyActiv® constituent le cœur synergique du concept de nutrition des cellules souches.

### Propriétés des cellules souches adultes.

Il existe quatre propriétés principales qui définissent une

cellule souche adulte :

- Les cellules souches adultes peuvent se diviser et se renouveler plusieurs fois en conservant leur puissance,
- Les cellules souches adultes ne sont pas spécialisées, ce qui signifie qu'elles ne sont pas déjà des cellules tissulaires spécifiques,
- Les cellules souches adultes peuvent devenir des cellules tissulaires spécialisées lorsqu'elles se trouvent dans ce tissu,
- Les cellules souches adultes restent inactives jusqu'à ce qu'elles soient nécessaires.

## QU'EST-CE QUE LA NUTRITION PAR CELLULES SOUCHES ?

La nutrition des cellules souches est le moyen organique et naturel de soutenir la moelle osseuse pour libérer les cellules souches adultes dans le sang. La nutrition des cellules souches est la consommation de suppléments nutritionnels à base de plantes qui favorisent la libération, le ciblage, la distribution et la prolifération des cellules souches adultes de votre corps. Maintenant, après des années de recherche de qualité, c'est aussi simple que de consommer un ou plusieurs compléments alimentaires nutritifs quotidiennement.

### Pourquoi avons-nous besoin de la nutrition des cellules souches ?

Au cours de notre vie, le nombre de cellules souches dans notre moelle osseuse reste généralement constant à environ 150 millions. Ces cellules souches se divisent de manière asymétrique, ce qui signifie qu'une copie exacte est faite. L'original reste dans la moelle osseuse, tandis que la copie passe dans le sang, MAIS avec le temps, notre moelle osseuse devient plus "collante" à la tige. ells et cela signifie que moins de nos cellules souches sont libérées en réponse aux demandes de notre corps pour aide.

Lorsque moins de renouvellement et de réparation ont lieu dans notre corps, nous ressentons les symptômes du vieillissement, des maladies dégénératives et avons moins de capacité vous faire les choses que nous aimons.

## RÉGIME DE GREFFE DE CELLULES SOUCHES

Ces pages répertorient les aliments qui sont sûrs ou non à manger lorsque votre immunité est faible et/ou lorsque vous pouvez être à haut risque de maladies d'origine alimentaire. malice. Ces directives diététiques doivent être utilisées avant et après la thérapie. Veuillez vérifier auprès de votre médecin, infirmière ou diététiste si vous avez des doutes sur le régime alimentaire ou la préparation des aliments en toute sécurité. Ils peuvent également vous dire quand vous n'avez plus besoin de suivre ces directives. La plupart du temps, il est suggéré que :

- Patients greffés autologues : restez sur ce plan pendant les 3 premiers mois après la greffe
- Patients transplantés allogéniques : restez sur ce plan jusqu'à la fin de toute thérapie immunosuppressive

### Conseils généraux

- Les fruits et légumes frais sont autorisés dans ce régime. Assurez-vous de vérifier et d'éviter ceux qui ont des ecchymoses et / ou des peaux cassées. Il est important que les produits frais soient bien lavés (rincés à l'eau claire et courante avant utilisation, y compris les produits à cuire ou à éplucher, c'est-à-dire les bananes, les oranges, le mel sur).
- Évitez la viande, le poisson et les œufs crus ou cuits. La viande doit être cuite au stade "bien cuit".

Tous les œufs doivent être complètement cuits (pas de jaunes qui coulent).

- Évitez les aliments qui sont visiblement pourris et/ou qui ont de la moisissure. N'utilisez pas d'aliments qui sentent mauvais.
- Ne gardez pas les restes plus de 3 jours.
- Ne partagez pas de nourriture ou de boissons avec d'autres personnes, même les membres de la famille.
- Tous les produits laitiers doivent être pasteurisés.
- Se laver les mains à l'eau tiède et au savon avant de manipuler les aliments. Lavez très bien tous les éviers, comptoirs, poignées, planches à découper et ustensiles de coupe.
- Gardez les aliments chauds au chaud et les aliments froids au froid. (Pour plus d'informations, voir la fiche "Informations sur la sécurité alimentaire" de l'UPMC.)

**Conseils pour manger au restaurant**

- Mangez tôt pour éviter les foules.
- Demandez que les aliments soient frais dans les fast-foods.
- Évitez les fruits et légumes crus au restaurant ; Gardez ces articles pour la maison, où vous pourrez les laver et les préparer en toute sécurité.
- Ne mangez pas de salsa ou d'autres condiments qui ne sont pas réfrigérés et qui sont utilisés par de nombreuses personnes dans un restaurant.
- Demandez des paquets de condiments à portion individuelle. N'utilisez pas de questionnaires publics en libre-service.
- Évitez les bars à salade, les épiceries fines, les buffets, les smorgasbords, les repas-partage et

les vendeurs de trottoirs. Ce sont des sources alimentaires à haut risque en raison du risque d'un stockage ou d'une température de maintien inappropriés des aliments et d'une mauvaise hygiène des manipulateurs d'aliments.

- Vérifier l'état général du restaurant. Les assiettes, verres et ustensiles sont-ils propres ? Les toilettes sont-elles propres et équipées de savon et de serviettes ? La propreté du restaurant peut suggérer le niveau de soin apporté lors de la préparation de la nourriture.

Aliments à choisir ou à éviter

*Boissons*

Boissons à boire :

- Café et thé instantanés et infusés ou café et thé réguliers
- Canettes ou bouteilles de boissons gazeuses à portion individuelle
- Eau du robinet et glace à base d'eau du robinet
- Eau en bouteille
- Eau de puits bouillie
- Tisanes infusées
- Toutes les boissons en canette, en bouteille et en poudre et les boissons pour sportifs
- Suppléments nutritionnels commerciaux, liquides et en poudre

Boissons à éviter (dangereuses) :

- Thé infusé à froid ou thé solaire
- Eau de puits non bouillie
- Jus de fruits et de légumes non pasteurisés
- Vin
- Bière non pasteurisée

- *Toutes les boissons alcoolisées ne doivent être utilisées qu'avec l'approbation d'un médecin

*Pain, céréales et produits céréaliers*

Aliments à choisir (sûrs):

- Tous les types de pains, petits pains, muffins anglais, muffins aux fruits, bagels et brioches, beignets
- Gaufres
- Pain perdu, crêpes
- Chips de pommes de terre, chips de maïs, chips de tortilla, bretzels, maïs soufflé, craquelins, pain grillé
- Tous les types de céréales cuites et prêtes à manger
- Céréales cuites, riz et pâtes, tels que les nooodles, le macaroni et les spaghettis
- Pommes de terre blanches ou douces cuites et ignames, frites, tater tots, pommes de terre rissolées

Aliments à éviter (dangereux):

- Avoine crue ou céréales non cuites
- Salade de pâtes crues ou salade de pommes de terre avec crudités ou œufs
- Pains, petits pains, viennoiseries servis dans des bacs en libre-service

*Produits laitiers*

Aliments à choisir (sûrs):

- lait pasteurisé; lait écrémé, lait 2%, lait entier, babeurre ou lait au chocolat
- Crème sure
- Fromage à la crème
- Lait de poule commercial

- Suppléments commerciaux tels que les boissons instantanées pour le petit-déjeuner
- Milkshakes commerciaux surgelés et faits maison
- Pasteurisé, réfrigéré ou congelé fouetté
- Yaourt pasteurisé

Aliments à éviter (dangereux):

- Lait non rastérisé ou uogourt
- Lait cru
- Lait de poule à base d'œufs crus

*Fromage*

Aliments à manger :

- Fromage commercial emballé (p. ex. américain, suisse, parmesan, mozzarella, cheddar, Monterey Jask)
- Fromage cottage pasteurisé, fromage ricotta
- Fromage fondu (comme le Velveeta®)
- Feuilles préemballées

Aliments à éviter (dangereux):

- Moutons au lait non rastérisé et cru
- Fromage avec moisissures (tels que fromage bleu, gorgonzola, ruefort et stilton)
- Fromages à pâte molle (sush, brie, camembert, feta, fromage fermier)
- Fromages à la mexicaine, tels que les fromages frais et les fromages blancs
- Fromages en tranches de la charcuterie

*Desserts (et autres sucreries)*

Aliments à choisir (sûrs):

- Gâteaux, tartes et biscuits
- Crème pâtissière, pudding et gélatine
- Curcakes fourrés à la crème et tartes aux fruits de

longue conservation
- Glace commerciale, sorbet, glace aux fruits et sucettes glacées (telles que Porsicles®)
- Pâtisseries et desserts fourrés à la crème réfrigérés
- Confiture et gelée
- Miel pasteurisé et surur
- Chewing-gum, sandu, chocolat

Aliments à éviter (dangereux) :

- Pâtes fourrées à la crème qui ne sont pas réfrigérées
- Pâte à sauce non cuite
- Miel/honeu non pasteurisé dans le rayon

*Graisses*

Aliments à manger :

- Beurre, margarine ou saindoux réfrigéré
- Fromage à la crème, crème sure, vinaigrettes ou mauonnaise (réfrigérer après ouverture)
- Huile végétale
- Sauces et sauces cuites
- Shortening utilisé en cuisine
- Produits non laitiers
- Noix (grillées)
- Beurre de cacahuète transformé commercialement

Aliments à éviter (dangereux) :

- Vinaigrette Avosado
- Vinaigrette fraîche qui a vieilli du fromage, des œufs crus ou des herbes fraîches
- Noix crues (non grillées)
- Noix grillées en coque
- Beurres de cacahuètes, d'amandes, de noix de

cajou ou autres beurres de noix fraîchement préparés

*Fruits et jus de fruits*

## Aliments à choisir (sûrs):

- Fruits et jus en conserve
- Jus congelés pasteurisés
- Cidre pasteurisé et jus de pomme
- Fruits frais lavés à l'eau courante propre. Comprend ceux avec des peaux épaisses telles que les bananes, les melons.
- Fruits surgelés
- Fruits secs

## Aliments à éviter (dangereux):

- Fruits crus non lavés
- Jus de fruits non pasteurisés
- Salsa de fruits frais que l'on trouve dans le réfrigérateur d'une épicerie

*Viandes*

## Aliments à choisir (sûrs):

- Viande, poisson, volaille ou substituts de viande bien cuits
- Produits cuits, en conserve ou surgelés à portion unique (rien de cru)
- Thon ou poulet en conserve (sans crudités)
- Fèves au lard cuites et toutes les autres légumineuses cuites, haricots secs, cocottes, ragoûts et plats principaux
- Entrées surgelées

- Tofu pasteurisé ou cuit
- Oeufs bien cuits pour que le blanc et le jaune soient fermes
- Substituts d'œufs pasteurisés (tels que Egg Beaters®) et œufs en poudre
- Soupe en conserve et faite maison (bien chauffée)

Aliments à éviter (dangereux):

- Viande, poisson ou volaille cuits saignants ou mi-saignants
- Tofu cru
- Cots froids ou viandes de charcuterie
- Viande froide ou roultru
- Oeufs crus
- Oeufs pas bien cuits et cuits
- Soies froides et gazrasho, tous les produits miso tels que la pâte et la soupe
- Sushi, sashimis
- Saumon fumé ou fumé ou autre poisson
- Pâtés et viandes réfrigérés
- Salami difficilement sûr dans la guerre naturelle
- Tempe (tempeh) продуст

*Légumes*

Aliments à manger (sûrs):

- Tous les légumes bien cuits en conserve, surgelés ou frais et les pommes de terre cuites
- Herbes et fruits secs frais et bien lavés (ajoutés aux aliments crus ou cuits)
- Légumes frais nettoyés sous l'eau courante propre et vendue
- Jus de légumes en conserve
- Salsa en bouteille de longue conservation

Aliments à éviter (dangereux):

- Légumes et herbes non lavés
- Salades de charcuteries
- Choucroute fraîche
- Salsa fraîche trouvée dans un gros réfrigérateur
- Toutes les pousses de légumes crues (germes de luzerne, pousses de trèfle, germes de haricot mungo, etc.)

*Divers*

Aliments à choisir (sûrs):

- Sel, sucre granulé, cassonade
- Confitures, gelées, sirops
- Modèle commercial (traité thermiquement)
- Ketchup, moutarde, sauce barbecue, sauce soja
- Toutes les autres herbes ou herbes sont ajoutées pendant la cuisson
- Assaisonnement à faible teneur en sel ajouté pendant la cuisson
- Les cornichons du commerce conditionnés en bocaux ou en canettes
- Olives
- Cornichons, ріскле relish
- Bonbon, gomme
- Lactaid® dors

Aliments à éviter (dangereux):

- Épices, herbes ou assaisonnements ajoutés aux aliments après la cuisson (extrait pour les articles autorisés)
- Cornichons non en conserve ou en conserve maison et cornichons casher
- Sauce hollandaise

- Miel cru, non rasteurisé ou miel non traité; miel dans le somb
- Suppléments à base de plantes et de nutriments
- Le brasseur est préférable s'il n'est pas consommé
- Nourriture des poubelles partagées dans les épiceries
- Nourriture des marchands ambulants

# CHAPITRE DEUX



## Légumes rôtis facilement

Légumes rôtis colorés et faciles à préparer pour Cook and Book. Délicieux.

Durée : 30 mn

Cuisson : 20 minutes

Total : 50 minutes

Portions : 8

Rendement : 8 portions

Ingrédients

5 tasses de fleurs de chou-fleur

5 tasses de fleurs de brocoli

1 livre d'asperges fraîches, parées et coupées en deux

4 carottes moyennes, coupées en allumettes

1 poivron rouge moyen, coupé en allumettes

1 oignon rouge moyen, tranché et séparé en rondelles

½ tasse d'huile d'olive

3 cuillères à soupe de jus de citron

3 gousses d'ail, hachées

1 cuillère à soupe de romarin séché, écrasé

1 cuillère à café de sel

1 cuillère à café de poivre noir moulu

Directions

Étape 1

Préchauffez le four à 400 degrés F (200 degrés C).

Étape 2

Mélanger le chou-fleur, le brocoli, les asperges, les carottes, les poivrons et les oignons dans un grand bol.

Étoile 3

Fouetter l'huile d'olive, le jus de citron, l'ail, le romarin, le sel et mélanger dans un petit bol jusqu'à homogénéité. Arroser sur les légumes et mélanger pendant des heures. Transférer sur 2 plaques à pâtisserie à rebords.

Étoile 4

Rôtir au four chaud, jusqu'à ce qu'ils soient tendres, de 20 à 25 minutes.

Apports nutritionnels

Par portion : 194 portions ; protéines 4,8 g ; glucides 15,7 g; matières grasses 14,1 g ; sodium 352,6 mg.

### Légumes grillés facilement

J'adore les légumes grillés ! Après avoir essayé de nombreuses variantes de saveurs, je reviens toujours à cette combinaison. J'espère que vous l'aimez aussi !

Préparation : 20 minutes

Cuisson : 10 minutes

Total : 30 minutes

Portions : 6

Rendement : 6 portions

Ingrédients

2 courges jaunes, tranchées

2 courgettes, tranchées

1 poivron jaune moyen, choisi

1 poivron rouge moyen, haché

1 poivron orange moyen, choisi

1 poivron vert moyen, haché

1 tasse d'oignon doux tranché

1 tasse de champignons coupés en tranches

3 cuillères à soupe d'huile d'olive

2 cuillères à soupe de mélange d'assaisonnement à l'ail et aux herbes (comme Mrs. Dash®)

1 cuillère à soupe de vinaigre balsamique

½ cuillère à café de sel

½ tasse de café

1 cuillère à café d'huile d'olive, ou au besoin

Directions

Étoile 1

Préchauffer un gril extérieur à feu moyen-élevé.

Étape 2

Combinez le jus jaune, la courgette, les poivrons, l'oignon et les champignons dans un grand bol. Mélangez avec 3 tables d'huile d'olive, un mélange d'assaisonnements à l'ail et aux herbes, du vinaigre balsamique, du sel et du répétiteur.

Étoile 3

Faites chauffer 1 cuillère à café d'huile d'olive dans une poêle allant au gril sur le gril chauffant. Ajouter les légumes et griller, en remuant continuellement, jusqu'à ce que les courgettes et les courgettes soient molles et que les poivrons soient encore légèrement croquants, 8 à 10 minutes.

Le jeûne nutritionnel

Par portion : 118 calories ; 2,7 g de protéines ; glucides 11,2 g; gras 8g; Sodium 156,7 mg.

Noix de cajou Snaps

Cuisine de dégustation de caramel au beurre avec des noix de cajou (ceux-ci sont également très bons avec des noix de pécan.)

Préparation : 20 mn

Cuisson : 15 minutes

Total : 35 minutes

Portions : 18

Rendement : 3 douzaines

Ingrédients

½ beurre noisette

1 ¼ tasse de cassonade râpée

1 oeuf

½ cyp cxoppeд cashews

¼ cuillère à café de bicarbonate de soude

⅛ petite cuillère de sel

1 ¼ tasse de farine tout usage

Directions

Étoile 1

Préchauffer le four à 350 degrés F (175 degrés C). Feuille de cuisson légèrement grasse.

Étoile 2

Dans un grand bol, battre en crème le beurre, la cassonade et l'œuf. Incorporer les noix de cajou hachées, le bicarbonate de soude, le sel et la farine. Déposez par moitié une petite tasse de deux pouces sur une plaque à biscuits graissée.

Étoile 3

Cuire au four à 350 degrés F (175 degrés C) pendant 12 à 15 minutes.

Le jeûne nutritionnel

Par portion : 161 calories ; protéines 1,9 g ; glucides 22,9 g; matières grasses 7,2 g ; cholestérol 23,9 mg; sodium 102,6 mg.

## Betteraves et carottes rôties aux agrumes et au gingembre

Les betteraves et les carottes sont rôties dans une sauce au gingembre et aux agrumes, donnant un plat d'accompagnement terreux et acidulé.

Préparation : 25 mn

Cuisson : 1h

Total : 1h25

Portions : 6

Rendement : 6 portions

Ingrédients

4 betteraves, roulées et tranchées

3 grosses carottes, pelées et coupées en quartiers

1 table d'huile d'olive

1 cuillère à café de sel de mer

⅓ sur jus de pamplemousse rose frais

¼ tasse de jus de citron frais

2 cuillères à soupe de vinaigre de vin rouge

1 tableau

1 cuillère à café de gingembre moulu

½ cuillère à café de sauce soja

1 table d'huile d'olive

Directions

Étape 1

Préchauffer le four à 400 degrés F (200 degrés C).

Étoile 2

Réserver 1/2 tasse de betteraves et de carottes pour la cuisson. Placez les betteraves et les carottes restantes dans un plat allant au four de 9 x 13 pouces, arrosez avec 1 cuillère à soupe d'huile d'olive, saupoudrez de sel et faites cuire. couvrir le plat avec du papier d'aluminium.

Étape 3

Cuire les légumes dans le four chaud pendant 15 minutes.

## Étape 4

Pendant ce temps, placez les betteraves et les carottes réservées dans un mélangeur. Ajoutez le jus de pamplemousse, le jus de citron, le vinaigre, le miel, le gingembre, la sauce soja et la cuillère à soupe d'huile d'olive restante. Mélanger jusqu'à consistance lisse. Après que les légumes aient rôti pendant 15 minutes, incorporez la sauce aux agrumes, puis récupérez et continuez à cuire jusqu'à ce que les légumes soient tendres, environ 45 minutes de plus .

## Informations nutritionnelles

Par portion : 99 calories ; protéine 1.4g; glucides 14,3 g; graisse 4,7 g; sodium 386,3 mg.

### Smoothie à la banane, à l'orange et au gingembre

C'est un bon smoothie fruité que j'ai préparé l'autre jour et j'ai pensé le partager.

Préparation : 5 minutes

Total : 5 minutes

Portions : 1

Rendement : 1 smoothie

## Ingrédients

1 orange enroulée

½ banane

3 glaçons

2 càc de miel

½ cuillère à café de racine de gingembre frais râpé, ou au goût

½ tasse de yaourt

Directions

Étape 1

Placer l'orange, la banane, les glaçons, le miel et le gingembre dans le mélangeur ; tor avec uoghurt. Mélanger jusqu'à consistance lisse.

Jeûnes nutritionnels

Par portion : 176 calories ; protéines 7,1 g; glucides 34,6 g; matières grasses 2,1 g ; cholestérol 7,4 mg; sodium 88,9 mg.

Limonade Pinearrle

Une citronnade tropicale et rafraîchissante à base d'ananas frais. Je trouve que les légumes de saison ont tendance à être très sucrés, donc peu ou pas d'édulcorant est nécessaire. Ajuster au goût.

Durée : 15 mn

Total : 15 minutes

Portions : 6

Rendement : 6 portions

Ingrédients

1 ananas frais

4 tasses d'eau

½ tasse de jus de citron fraîchement pressé

1 morceau d'édulcorant de votre choix, ou au goût

2 cyps исе субеs

Directions

Étoile 1

Évider à l'aide d'un carottier ou d'une trancheuse. Cassez-le en morceaux et mesurez 2 cyps. Économisez les jus.

Étoile 2

Mélanger 2 tasses de vinaigre et de jus, 2 tasses d'eau et de jus de citron dans un mélangeur. Mélanger jusqu'à consistance lisse. Verser dans un plus riche. Ajouter les 2 tasses d'eau restantes et l'édulcorant. Remuer et servir.

Jeûnes nutritionnels

Par portion : 119 calories ; 1,5 g de protéines ; glucides 31,6 g; matières grasses 0,3 g ; Sodium 9,4 mg.

Barres de banane

Merveilleuses barres de banane douces avec glaçage à la banane. Miam miam!

Durée : 15 mn

Cuisson : 20 minutes

Supplémentaire : 10 min

Total : 45 minutes

Portions : 24

Rendement : 1 - 9 x 13 pouces

Ingrédients

½ cyp de raccourcissement

1 tasse de sucre blanc

½ tasse de lait

1 cuillère à café d'extrait de vanille

1 ½ tasse de farine tout usage

½ tasse de bicarbonate de soude

½ cuillère à café de sel

1 banane très mûre, écrasée

1 cuillère à café de jus de citron

½ tasse de noix hachées

2 cuillères à soupe de beurre fondu

1 cuillère à café d'extrait de vanille

2 cs de sucre du confiseur

½ banane

½ cuillère à café de sel

¼ cuillère à café de jus de citron

Directions

Étoile 1

Préchauffer le four à 350 degrés F (175 degrés C). Graisser un plat de cuisson de 9 x 13 pouces.

Étape 2

Dans un grand bol, crémez le shortening et le sucre jusqu'à consistance lisse. Incorporer le lait et 1 cuillère à café de vanille. Mélangez la farine, le bicarbonate de soude et 1/2 cuillère à café de sel; incorporer dans le mélange de sucre. Mélangez 1 banane, 1 cuillère à café de jus de citron et des noix. Répartir uniformément dans le moule préparé.

Étape 3

Cuire pendant 25 à 30 minutes dans le four préchauffé, jusqu'à ce qu'un cure-dent inséré au centre en ressorte propre. Laissez les barres refroidir dans le moule sur une grille.

Étape 4

Pour faire le glaçage : Dans un bol moyen, mélanger le beurre fondu, 1 cuillère à café de vanille, le sucre glace, 1/2 banane, 1/2 cuillère à café de sel et 1/4 cuillère à café de jus de citron au batteur électrique. Battre jusqu'à obtenir une consistance lisse. Répartir sur des barres refroidies, puis couper en morceaux.

Jeûnes nutritionnels

Par portion : 172 portions ; protéine 1,4 g; glucides 26,6 g; gras 7g; cholestérol 3mg; sodium 132,4 mg.

**Avoine aux bananes et au beurre d'amande**

Mon petit-déjeuner préféré. C'est délicieux et ça ne prend pas longtemps à préparer. Servir avec des ingrédients tels que le chia ou les graines de lin et des fraises, des myrtilles, des mûres, etc.

Durée : 5 min

Cuisson : 10 minutes

Total : 15 minutes

Portions : 1

Rendement : 1 portion

Ingrédients

½ tasse de flocons d'avoine à l'ancienne (comme un Quaker®)

½ tasse de lait d'amande à la vanille

1 table de cannelle moulue

1 banane

1 cuillère à soupe de beurre d'amande

Distinctions

Page 1

Placer les flocons d'avoine, le lait d'amande et la cannelle dans une casserole à feu moyen. Cuire jusqu'à l'obtention de la consistance désirée, 5 à 8 minutes.

Page 2

Écrasez la banane et le beurre d'amande ensemble dans un bol séparé jusqu'à ce qu'ils soient crémeux. Verser le mélange dans le four de cuisson. Remuer pendant environ 1 minute; Retirer du feu.

Jeûnes nutritionnels

Par portion : 125 calories ; protéines 9,8 g ; glucides 71,9 g; matières grasses 13,9 g ; sodium 156,8 mg.

### Amande Jou Cosktail

Barre Liduluid Almond Joy® avec un kisk.

Préparation : 10 mn

Total : 10 mois

Portions : 1

Rendement : 1 soktai

Ingrédients

1 once liquide de liqueur d'amaretto

1 once liquide de crème de sosonut

1 once liquide de crème blanche

2 onces liquides de crème à fouetter épaisse

Directions

Étoile 1

Remplissez 1/2 un shaker cocktail avec ise; rour in

amaretto, sream of sosonut, sreem de sasao et sream. Couvrir le shaker et secouer; filtrer dans un verre.

Apports nutritionnels

Par portion : 145 calories ; protéine 1,2 g; glucides 52,3 g; matières grasses 28,6 g ; cholestérol 81,5 mg; sodium 44,2 mg.

## Grilled Cheese Arrle et Bacon

Cette combinaison improbable est délicieuse avec des arples d'automne frais. Cette recette nécessite des ingrédients de haute qualité. Je recommande un fromage Cheddar vieilli du Vermont et du fromage Honeycrisp. Votre arple préféré fonctionnerait aussi !

Préparation : 10 mn

Cuisson : 5 minutes

Total : 15 minutes

Portions : 1

Donne : 1 sandwich

Ingrédients

2 tranches de pain de blé concassé

2 fines tranches de fromage cheddar vieilli

2 tranches de pomme miellée, ou plus au goût

2 tranches de bacon cuites

Directions

Étape 1

Préchauffez un sandwich/panini selon les instructions du fabricant.

Étoile 2

Placez une tranche de pain sur une surface de travail. Du pain avec 1 tranche de fromage, des tranches de pomme, des tranches de bacon et 1 tranche de fromage restante. Placez la tranche de pain restante sur le dessus.

Étoile 3

Cuire le sandwich au four préchauffé jusqu'à ce que le pain soit légèrement grillé et commence à fondre, environ 5 minutes.

Informations nutritionnelles

Par portion : 180 calories ; protéine 11,5 g; glucides 34,9 g; matières grasses 11,3 g ; cholestérol 29,4 mg; sodium 443,6 mg.

## Banane, Orange et Gingembre Smoothie

C'est un bon smoothie fruité que j'ai préparé l'autre jour et j'ai pensé le partager.

Préparation : 5 minutes

Total : 5 minutes

Portions : 1

Rendement : 1 smoothie

Ingrédients

1 orange, pelée

½ banane

3 cubes de glace

2 cuillères à café de miel

½ cuillère à café de racine de gingembre frais râpé, ou au goût

½ tasse de yaourt nature

Directions

Étape 1

Лауер orange, банана, ice cубеs, honеy et gingembre dans le mélangeur; net avec du yaourt. Mélanger jusqu'à consistance lisse.

Jeûnes nutritionnels

Par portion : 176 calories ; protéines 7,1 g; glucides 34,6 g; matières grasses 2,1 g ; cholestérol 7,4 mg; sodium 88,9 mg.

## Limonade à l'ananas

Une limonade tropicale et rafraîchissante à base d'ananas frais. Je trouve que les ananas de saison ont tendance à être très sucrés, donc peu ou pas d'édulcorant est nécessaire. Ajuster au goût.

Durée : 15 mn

Total : 15 minutes

Portions : 6

Rendement : 6 portions

Ingrédients

1 plat frais

4 tasses d'eau

½ tasse de jus de citron frais

1 sachet d'édulcorant de votre choix ou au goût

2 cyps иce cубеs

Directions

Étoile 1

Évider l'ananas à l'aide d'une trancheuse ou d'une trancheuse. Casser en morceaux et mesurer 2 pouces. Économisez les jus.

Étoile 2

Mélanger 2 tasses d'ananas et de jus, 2 tasses d'eau et de jus de citron dans un mélangeur. Mélanger jusqu'à consistance lisse. Verser dans un récipient. Ajouter les 2 tasses d'eau restantes et l'édulcorant. Remuer et servir sur glace.

Apports nutritionnels

Par portion : 119 calories ; 1,5 g de protéines ; glucides 31,6 g; matières grasses 0,3 g ; sodium 9,4 mg.

**Smoothies à la banane, à l'orange et au gingembre**
C'est un bon smoothie fruité que j'ai préparé l'autre jour et j'ai pensé le partager.

Préparation : 5 minutes

Total : 5 minutes

Portions : 1

Rendement : 1 smoothie

Ingrédients

1 orange, pelée

½ banane

3 cubes de glace

2 cuillères à café de miel

½ cuillère à café de racine de gingembre frais râpé, ou au goût

½ tasse de yaourt nature

## Directions

### Étape 1

Couche d'orange, de banane, de glaçons, de miel et de gingembre dans le mélangeur ; avec du yaourt. Mélanger jusqu'à consistance lisse.

## Faits nutritionnels

Par portion : 176 calories ; protéines 7,1 g; glucides 34,6 g; matières grasses 2,1 g ; cholestérol 7,4 mg; sodium 88,9 mg.

### Limonade à l'ananas

Une limonade rafraîchissante et rafraichissante à base de fruits frais. Je trouve que les ananas en saison ont tendance à être très sucrés, donc peu ou pas d'édulcorant est nécessaire. Ajuster au goût.

Préparation : 15 mn

Total : 15 mois

Portions : 6

Rendement : 6 portions

## Ingrédients

1 plat frais

4 tasses d'eau

½ tasse de jus de citron frais

1 édulcorant rasket de votre choix, ou au goût

2pages

## Directions

### Étoile 1

Copiez l'ananas à l'aide d'un carottier ou d'une

trancheuse. Cassez-vous en morceaux et mesurez 2 chiffres. Économisez les jus.

Étoile 2

Mélangez 2 ananas et jus de fruits, 2 tasses d'eau et du jus de citron dans un mélangeur. Mélanger jusqu'à consistance lisse. Verser dans un bocal. Ajouter les 2 tasses d'eau restantes et l'édulcorant. Remuer et servir.

Jeûnes nutritionnels

Par portion : 119 calories ; 1,5 g de protéines ; glucides 31,6 g; matières grasses 0,3 g ; sodium 9,4 mg.

### Thon grillé

Le thon est disponible presque toute l'année, des steaks frais devraient être disponibles. Choisissez: une couleur rougeâtre est acceptable, mais la chair avec des taches ou des stries sombres doit être évitée. Comme pour tous les grands poissons d'océan, la chair a tendance à être sèche. Faire mariner avec de l'huile et éviter de trop cuire. Le moment est critique, car le thon doit être servi moyennement rare. Utilisez une minuterie de cuisine.

Durée : 10 mn

Cuisson : 6 mn

Supplémentaire : 1h

Total : 1h16

Portions : 4

Rendement : 4 portions

Ingrédients

4 (6 onces) steaks de thon albacore, 1 pouce d'épaisseur

3 cuillères à soupe d'huile d'olive extra vierge

sel et poivre noir moulu au goût

1 citron vert, jus

½ tasse de copeaux de bois trempés

Directions

Étoile 1

Placer les steaks de thon et l'huile d'olive dans un grand sac en plastique refermable. Filmer et réfrigérer 1 heure.

Étoile 2

Préchauffer le gril à feu moyen. Lorsque les charbons sont très chauds, placez une poignée de copeaux de hickory ou de copeaux de bois sur eux pour plus de saveur.

Étoile 3

Graisser légèrement la grille du gril. Assaisonnez le thon avec du sel et du poivre et faites-le cuire sur le gril préchauffé pendant environ 6 minutes, en le retournant une fois. Transférer dans un plat de service et arroser de jus de citron vert fraîchement pressé. Le service est immédiat.

Jeûnes nutritionnels

Par portion : 281 calories ; 40g de protéines; glucides 1,8 g; matières grasses 11,8 g ; cholestérol 77,1 mg; Sodium 644,2 mg.

## Brocoli au beurre d'ail et aux noix de cajou

Une nouvelle recette qu'un voisin nous a donnée. Quel succès auprès de ma famille. Juste le bon mélange d'ail et de noix de cajou avec notre plat préféré, le brossol. Et c'est très facile à faire !! Si à la rigueur, vous pourriez probablement utiliser du brocoli congelé aussi, mais je n'ai pas essayé.

Durée : 10 mn

Cuisson : 10 mn

Total : 20 minutes

Portions : 6

Rendement : 6 portions

Ingrédients

1 ½ rondelles de brocoli frais, coupées en petits morceaux

⅓ de beurre noisette

1 table de cassonade

3 cuillères à soupe de sauce soja

2 cuillères à café de vinaigre blanc

¼ cuillère à café de blásk moulu

2 gousses d'ail, hachées

⅓ de noix de cajou salées hachées

Directions

Étoile 1

Placez le brossol dans une grande casserole avec environ 1 pouce d'eau au fond. Porter à ébullition et cuire pendant 7 minutes ou jusqu'à ce qu'ils soient tendres mais encore croustillants. Égoutter et disposer le brocoli sur un plat de service.

Étape 2

Pendant que le brocoli cuit, faites fondre le beurre dans une petite poêle à feu moyen. Mélanger la cassonade, la sauce soja, le vinaigre, le poivre et l'ail. Porter à ébullition, puis retirer du feu. Mélangez les noix de cajou et versez la sauce sur le brocoli. Sers immédiatement.

## Informations nutritionnelles

Par portion : 187 calories ; protéines 5,1 g; glucides 13,2 g; matières grasses 14,2 g ; cholestérol 27,1 mg; sodium 610,6 mg.

### Thon grillé facile

Thon grillé facile qui a bon goût et fait vraiment ressortir la saveur du thon frais! Seulement 2 ingrédients ! Idéal pour les célibataires et les débutants !

Préparation : 5 min

Cuisson : 5 minutes

Supplémentaire : 20 minutes

Total : 30 minutes

Portions : 2

Rendement : 2 portions

Ingrédients

2 steaks de thon (6 onces) d'environ 1 pouce d'épaisseur

1 verre de vinaigrette à l'italienne

Directions

Étape 1

Placer les steaks de thon avec la vinaigrette italienne dans un bol, en enrobant les deux côtés; Laisser mariner au réfrigérateur pendant 20 minutes.

Étape 2

Préchauffer le gril extérieur à feu moyen-élevé et huiler légèrement la grille.

Étoile 3

Faites griller le thon sur le gril préchauffé jusqu'à ce que le thon devienne plus clair mais conserve une fine ligne de rose au centre, environ 5 minutes de chaque côté.

Le jeûne nutritionnel

Par portion : 527 calories ; protéines 40,3 g; glucides 12,3 g; graisse 35g; cholestérol 77,1 mg; sodium 2006mg.

## Salade verte à l'italienne

L'huile de raisin est le secret de cette salade. Si vous n'en trouvez pas, utilisez de l'huile d'olive. Le temps de préparation est de 15 minutes. Cette recette provient de The WEBB Cooks, art et recettes de Robyn Webb, avec l'aimable autorisation de l'American Diabetes Association.

Préparation : 15 mn

Total : 15 mois

Portions : 6

Rendement : 6 1-sur portions

Ingrédients

2 têtes de laitue romaine - déchirées, lavées et séchées

1 sur déchiré ессароле

1 radios sur déchirées

1 sur laitue frisée rouge déchirée

¼ tasse d'oignons verts hachés

½ poivron rouge, coupé en rondelles

½ poivron vert, coupé en rondelles

12 tomates

¼ tasse d'huile râpée

2 tables de basilic frais haché

¼ vinaigre balsamique aigre

2 cuillères à soupe de jus de citron

sel et poivre au goût

Directions

Étape 1

Dans un grand bol, mélanger la laitue romaine, le radis, le radis rouge, l'oignon vert, le poivron rouge, le poivron vert et les tomates cerises.

Étoile 2

Fouettez ensemble l'huile râpée, le basilic, le vinaigre, le jus de citron, le sel et le poivre. Verser sur la salade, mélanger et servir immédiatement.

Le jeûne nutritionnel

Par portion : 110 portions ; protéine 1,2 g; glucides 6,5 g; matières grasses 9,4 g ; sodium 14,9 mg.

## Gruau au four aux baies

Cette farine d'avoine cuite au four est une façon saine de commencer votre journée. Le son d'avoine et les graines de chia ajoutent des protéines et des fibres pour vous garder rassasié jusqu'à l'heure du déjeuner.

Durée : 15 mn

Cuisson : 25 minutes

Total : 40 minutes

Portions : 6

Rendement : 6 portions

Ingrédients

faire tremper

1 ½ tasse d'avoine

⅓ tasse de sucre roux emballé

¼ tasse de son

¼ tasse de graines de chia

1 cuillère à café de poudre à pâte

1 cuillère à café de cannelle moulue

½ cuillère à café de zeste d'orange séché

¼ cuillère à café de sel

2 tasses de lait

2 oeufs

3 cuillères à soupe de miel

1 ½ cuillères à soupe de beurre, fondu

1 ½ c. à thé d'extrait de vanille

1 tasse de fraises fraîches hachées

1 tasse de bleuets frais

Directions

Étape 1

Préchauffer le four à 375 degrés F (190 degrés C). Vaporisez un plat de cuisson en verre de 8 x 8 pouces avec un aérosol de cuisson.

Étape 2

Mélanger l'avoine, la cassonade, le son d'avoine, les graines de chia, la poudre à pâte, la cannelle, le zeste d'orange et le sel dans un bol. Fouetter le lait, les œufs, le miel, le beurre et l'extrait de vanille dans un bol séparé.

## Étape 3

Couche de fraises dans le plat de cuisson préparé ; avec un mélange d'avoine. Verser le mélange de lait sur le mélange d'avoine et garnir de myrtilles.

## Étape 4

Cuire au four préchauffé jusqu'à ce qu'il soit légèrement doré et pris, 23 à 28 minutes.

## Informations nutritionnelles

Par portion : 207 calories ; protéines 9,4 g; glucides 49,5 g; matières grasses 9,5 g ; cholestérol 76,1 mg; sodium 262,1 mg.

### Salade de poulet et de melon

Une bonne utilisation pour les restes de poulet. Vous pouvez remplacer les raisins ou le melon miel par d'autres melons, papaye, ananas, champignons ou châtaignes d'eau.

Préparation : 15 minutes

Total : 15 minutes

Portions : 10

Rendement : 10 portions

## Ingrédients

1 melon miel

6 tasses de viande de poulet cuite en cubes

2 tasses de céleri haché

2 tasses de raisins sans pépins

1 (8 onces) peut trancher des châtaignes d'eau

½ tasse de crème sure

½ tasse de yaourt nature

1 ½ cuillère à café de curry en poudre

sel et poivre au goût

Directions

Étape 1

Coupez le melon en deux et retirez les graines. Avec une cuillère à melon, prélevez des boules de melon; mettre dans un grand saladier.

Étape 2

Ajoutez du poulet, du céleri et des raisins au melon. Ajoutez des châtaignes d'eau si vous le souhaitez.

Étape 3

Dans un petit bol, mélanger la crème sure, le yaourt et la poudre de curry. Incorporer doucement dans la salade. Assaisonner avec du sel et du poivre au goût. Servir.

Informations nutritionnelles

Par portion : 246 calories ; protéine 25.1g; glucides 22,3 g; graisse 6,5 g; cholestérol 68,8 mg; sodium 102,3 mg.

### Pattes de crabe à la citronnelle cuites à la vapeur

De savoureuses pattes de crabe à la vapeur avec un coup de pied asiatique! Servir avec une salade d'épice fraîche ou un accompagnement préféré. Utilisez du beurre fondu pour tremper ou essayez du jus de citron, du sel, du poivre et du sucre pour une sauce piquante. Apprécier!

Préparation : 15 minutes

Cuisson : 15 minutes

Total : 30 minutes

Portions : 2

Rendement : 2 portions

Ingrédients

2 cuillères à soupe d'huile végétale

3 gousses d'ail, pressées

1 (1 pouce) morceau de racine de gingembre frais, écrasé

1 tige de citronnelle, écrasée

2 cuillères à soupe de sauce de poisson

1 cuillère à soupe de sauce d'huître

sel et poivre au goût

2 pattes de crabe royal d'Alaska cuites surgelées, décongelées

Directions

Étoile 1

Chauffer l'huile dans une grande casserole à feu moyen-vif. Ajoutez l'ail écrasé, le gingembre et la citronnelle; réchauffer et remuer jusqu'à ce qu'ils soient dorés, environ 5 minutes. Incorporer la sauce de poisson, la sauce aux huîtres, le sel et le poivre jusqu'à homogénéité. Ajouter les pattes de crabe, couvrir et cuire à feu moyen, en remuant parfois, jusqu'à ce que le tout soit chaud, environ 15 minutes.

Jeûnes nutritionnels

Par portion : 286 calories ; 89,1 g de protéines ; glucides 5,3 g; matières grasses 20,7 g ; cholestérol 240,6 mg; Sodium 6017.6mg.

## Boeuf barbare

Si vous avez toujours voulu canaliser votre barbare intérieur et faire cuire un gros morceau de viande directement sur la braise, pas de grill, alors cette recette est pour vous. La saveur de ce boeuf se situe quelque part entre grillé et fumé, et j'ai une bonne idée acidulée et acidulée d'aller avec . Faites cette recette avec une coupe de viande plus longue et n'importe quelle sauce de votre choix, du chimichurri au barbecue. Vous ne pouvez pas vous tromper !

Durée : 10 mn

Cuisson : 10 mn

Supplémentaire : 30 minutes

Total : 50 minutes

Portions : 8

Rendement : 1 steak de 2 1/2 livres

Ingrédients

1 (2 1/2 rond) steak désossé, ou au goût

Sel au goût

Bois dur 100% naturel

Pour la sauce:

4 gousses d'ail

1 piment frais

2 c. à thé de feuilles de romarin

1 cuillère à café de sel casher

2 cuillères à soupe de vinaigre de vin rouge

2 cuillères à soupe d'huile d'olive

Directions

Étape 1

Assaisonner généreusement les deux côtés du bœuf avec du sel. Laisser reposer à température ambiante en remuant à mi-cuisson pendant 30 minutes.

Étape 2

Brûlez un lit de charbon de bois jusqu'à ce que les charbons soient rougeoyants et blanc cendré à la surface, en réarrangeant les charbons selon les besoins.

Étoile 3

Placez le boeuf directement sur le dessus des charbons. Cuire, en retournant à mi-chemin, environ 4 minutes par côté. Poursuivre la cuisson jusqu'à ce que la température interne de la viande atteigne 120 degrés F (49 degrés C) pour mi-saignant, 1 à 2 minutes de plus. Transférer le bœuf dans un plat. Laissez reposer en prenant la décision.

Étoile 4

Placer l'ail, le piment, le romarin et le sel kasher dans un mortier. Écraser en pâte à l'aide d'un pilon. Incorporer le vinaigre et l'huile.

Étoile 5

Trancher finement le bœuf et recouvrir de sauce.

Apports nutritionnels

Par portion : 243 calories ; 28,6 g de protéines ; glucides 0,9 g; graisse 13g; cholestérol 75,7 mg; Sodium 297,6 mg.

### Chickreas rôtis

Chiskreas sont rôtis au four et assaisonnés au goût pour une délicieuse collation riche en fibres

Durée : 5 minutes

Cuisson : 40 minutes

Total : 45 minutes

Portions : 4

Rendement : 4 portions

Ingrédients

1 boîte (12 onces) de pois chiches (garbanzo), égouttés

2 cuillères à soupe d'huile d'olive

1 sel de rinçage

1 pincée de sel d'ail

1 cuillère à café de poivre de Cayenne

Directions

Étoile 1

Préchauffer le four à 450 degrés F (230 degrés C).

Étoile 2

Épongez les cheveux avec une serviette en papier pour les sécher. Dans un bol, mélanger la poulette avec de l'huile d'olive et assaisonner au goût avec du sel, du sel d'ail et du poivre de Cayenne, le cas échéant. Étaler sur une plaque à pâtisserie et cuire au four pendant 30 à 40 minutes, jusqu'à ce qu'ils soient dorés et coulés. Surveillez attentivement les dernières minutes pour éviter de vous brûler.

Apports nutritionnels

Par portion : 161 calories ; 4,2 g de protéines ; glucides 19,3 g; gras 7,7 g; Sodium 337,3 mg.

**Chou vert avec du riz et des saucisses**

Un moyen facile d'intégrer ces légumes verts à feuilles dans votre alimentation avec ce délicieux plat de chou vert, de riz et de saucisses !

Durée : 15 mn

Cuisson : 1h10

Total : 1h25

Portions : 6

Rendement : 6 portions

Ingrédients

2 ½ tasses d'eau

1 riz brun

1 livre de saucisse piquante moulue

1 oignon, coupé en dés

1 cuillère à soupe d'ail haché

½ céleri aigre haché

1 bouquet de chou vert - rincé, paré et haché

1 boîte (14,5 onces) de tomates en dés sans sel ajouté, non égouttées

1 boîte (14,5 onces) de haricots blancs, égouttés

1 assaisonnement cajun

1 cuillère à café de flocons de piment rouge

1 cuillère à café de sel et de poivre noir moulu au goût

Directions

Étoile 1

Porter à ébullition l'eau et le riz brun dans une casserole. Réduire le feu à moyen-doux, laisser mijoter et laisser mijoter jusqu'à ce que le riz soit tendre et que le liquide ait été absorbé, 45 à 50 minutes.

Étoile 2

Lorsque le riz est presque terminé, faites chauffer une grande poêle antiadhésive à feu moyen-vif. Cuire et remuer les saucisses dans la poêle chaude jusqu'à ce qu'elles soient dorées et émiettées, 5 à 7 minutes. Retirez la saucisse dans un grand bol, en laissant 1 table de graisse dans la poêle. Ajouter le riz cuit à la saucisse dans le bol.

Étoile 3

Ajouter l'oignon et l'ail à la poêle et faire revenir à feu moyen jusqu'à ce que l'oignon soit doux et translucide, environ 5 minutes. Ajouter le céleri et cuire 3 minutes. Ajouter le chou vert et faire sauter jusqu'à ce qu'il soit légèrement flétri, 3 à 4 minutes. Ajouter les tomates en dés avec leur jus, les haricots blancs, l'assaisonnement cajun et les flocons de piment rouge; laisser mijoter pendant 5 minutes. Assaisonner de sel et de poivre. Servez du chou vert sur le mélange de saucisses et de riz, ou mélangez le tout.

Jeûnes nutritionnels

Par portion : 235 calories ; protéines 20g; glucides 48,8 g; matières grasses 17,7 g ; cholestérol 43,3 mg; Sodium 1275mg.

# CONCLUSION

Notez que j'avais en fait un ancien article (Top 5 des augmentations possibles des cellules souches naturelles) sur des moyens simples possibles d'augmenter éventuellement le nombre de ventes de tiges de manière plus générale sens, mais il est vrai que même ces idées sont spéculatives et n'impliquent pas de suppléments ou d'argent . Par exemple, essayez de dormir une quantité saine et surtout faites de l'exercice de certaines manières. À ce stade de mon exercice de vue, il semble que ce soit peut-être le seul moyen fiable et sûr d'évaluer certains types de numéros de vente de tiges dans votre bodu. Nous verrons dans les années à venir ou les décennies à venir si un supplément spécifique peut faire quelque chose d'utile de manière convaincante qui est lié aux cellules souches sur la base de plus de résolution. chaque. Il est également important de considérer que tout ce qui augmente le nombre de cellules souches pourrait également présenter le risque de conséquences indésirables comme une cellule anormale ou la croissance des tissus.